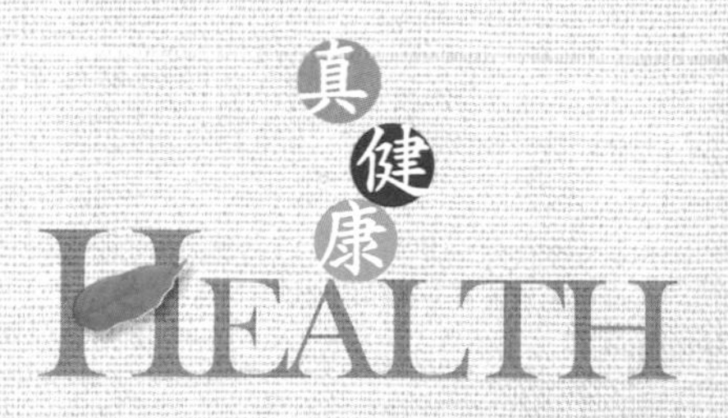
真健康
HEALTH

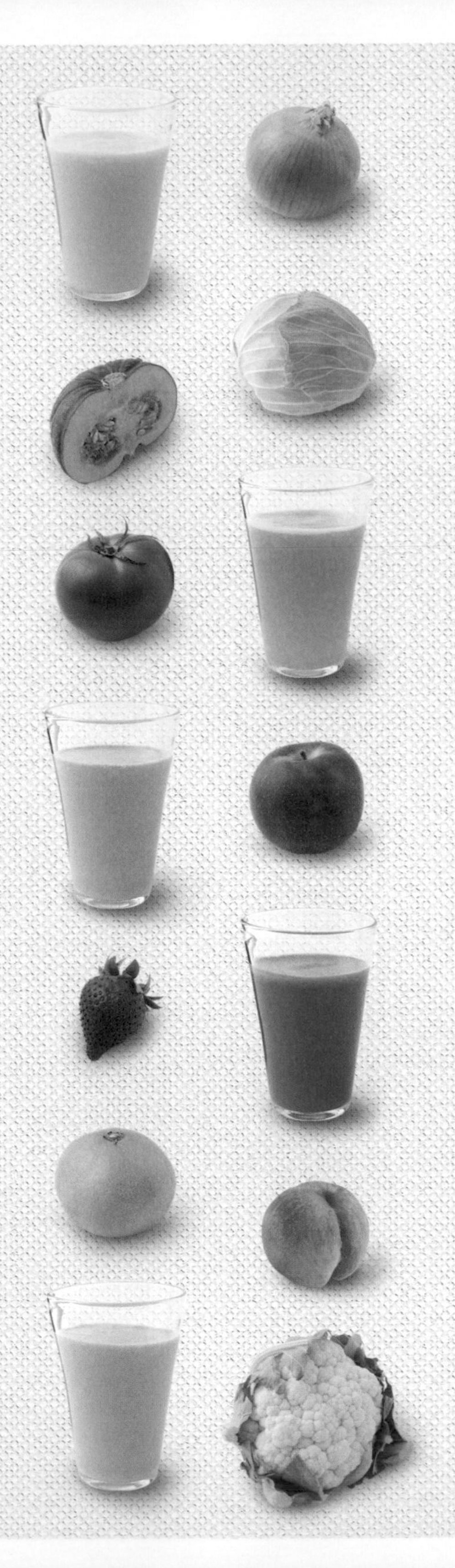

天天蔬果汁，癌症不上身

濟陽高穗——監修

連雪雅——譯

推薦序一

癌症希望協會理事長‧基隆長庚醫院癌症中心主任／**王正旭**

從預防到治療，營養學在癌症領域的應用與影響日益重要。濟陽高穗醫師繼他的大作《奇蹟！讓癌症消失的食物》出版後，為了更貼近生活的需求，於是在短時間內完成這本新書，詳細地告訴讀者們，如何打理專屬於自己的抗癌蔬菜汁。

濟陽君參考了許多國家的防癌方針和前人的數種食療法，並以癌症發生的原因多為基因受損所致做為學理基礎，構思出「濟陽式食療」來改善癌病飲食誘因，尤其關注在鹽分的過度攝取、檸檬酸循環的異常、活性氧的危害，以及攝取過多的動物性食品等4大重點，進而歸納出9項基本方針，最後導出改善癌症體質的主軸，就是改變以肉食為主、鹽分過多的飲食習慣，同時大量飲用蔬果製成的蔬果汁。本書的主要內容就是，近乎實錄地指導讀者配置戰勝癌症蔬果汁的祕笈。

但誠如濟陽君所言，即使努力奉行，並不表示只要吃基本方針介紹的食物，就不會得到癌症，或是癌症就會痊癒。「濟陽式食療」最主要目的是幫助讀者從易患癌症的體質，恢復至正常的狀態。所以，相信台灣的癌症患者和家屬，也能夠理性地認同，要以單純的食療來控制或治癒癌症，是非常不切實際的。

本書章節排列簡單明瞭，特別用心介紹各類食材特色，並依時令推薦使用，也殷殷提醒在準備過程中須注意的細節，以及避免對健康不當的影響，這是非常難能可貴的，也是對讀者負責任的良好態度。

就實務而言，讀者們能否在台灣順利取得書中列舉的各類蔬果，並能安心而長期的食用，是相當大的挑戰，當然也須要社會業界共同的配合。最後，衷心的期盼，讀者們在閱讀完本書後，務必和醫療專業人員共同討論，讓本書所介紹食療的好處能充分發揮，才不會辜負濟陽高穗醫師的用心，以及皇冠文化出版本書的苦心。

推薦序二

無毒的家&吉胃福適創辦人‧台北醫學大學資深藥師／**王康裕**

接到明勇老師的電話，皇冠出版社邀請我寫一篇「濟陽高穗」的新書《天天蔬果汁，癌症不上身》推薦序時，我不禁莞爾一笑，滿口答應，這本書我從日本買回，才剛剛唸完，還模仿封面的蔬果杯作為本人新書《不用刀的手術》的隨書贈送杯。

拜讀濟陽的書是從去年五月分，校稿他在台灣出版的第一本書《這樣做讓癌症消失》開始，有感於他的謙虛，低調及公正的醫療風格，不知不覺成為他的粉絲及義工，不斷地推廣他的癌症飲食療法。

本人和濟陽醫師有共同的最愛「麥蘆卡蜂蜜」及共同的偶像——癌症自然療法大師「葛森」。濟陽的每本癌症食療的書中，皆強調這位德國名醫的禁鹽、大量蔬果汁療法及經典名言「代謝障礙&ATP不足的惡性循環為癌症的主要原因」。每次在與癌症病人及其家屬商量對策時，我都會先導讀濟陽書中的重點內容，剖析引發癌細胞的可能病因，要大家皆有共識時，再研究往後的作息及飲食方法，這種諮詢方式效果非常好，執行起來事半功倍。

濟陽式飲食法的特色如下：

❶他有一堆病人，因此所有的食療及作息的理念，皆有臨床的佐證。

❷鑽研癌症食療已有10年以上的經驗，因此書中所推薦的食材（含蔬果汁）及使用方法，皆從實證得來的心得。

本書雖以防癌的食材（含蔬果汁）為主題，但有關癌症的相關話題亦有重點式的介紹及附加簡易的圖表，淺顯易懂一目了然，讀者一定喜歡閱讀，另本書涵概的食材（含蔬果汁）及其食譜，圖文並茂，讓人流口水，建議皇冠出版社於本書出版時，多安排幾場濟陽概念的飲食示範及烹調比賽，以利推廣，本人亦可義務指導。

最後祝大家於閱讀之餘，享受書中所推薦的飲食及作息方式，過著不吃藥及不生病的生活。

推薦序三

生機食療專家／**王明勇**

食療的主要目的，是提高患者本身的自然治癒力，使醫學治療發揮最大的效果。

這幾年在亞洲幾個國家演講時發現一個情形，就是大腸、直腸癌陸續成為該國癌症排行榜的首位，當時我就在想我們台灣的狀況。結果去年衛生署公布的國人罹癌排名結果，大腸癌不但是單一癌症人數首度破萬人，也首次超越肝癌，成為癌症發生人數第一位，這個結果我不覺得驚訝，從最新癌症及10大死因排行榜來看，生活習慣及飲食型態正是左右罹病人數多寡的重要原因，也再一次說明了飲食作息與健康的重要關係。世界衛生組織統計指出，全球癌症病例從1975年到2000年成長了約1倍，若以此成長速度繼續下去，預估2010年癌症將成為全世界死亡最主要原因，因此，防癌抗癌已經是地球村每一個分子的重要課題。

然而，發展中國家的癌症發生情形也愈來愈嚴重，台灣也不例外，雖然每年花費數百億元用於治療，但結果顯示卻成效有限。反觀美國，在1971年時就體認這個問題的嚴重性，尼克森總統發布「向癌症宣戰」法案，集結政府及民間的大量經費和人才投入預防、檢測、治療，歷經20年後開花結果，癌症整體死亡率從1990年開始下降，目前男性癌症死亡率已經減少19%，女性癌症死亡率已經減少11%，5年以上存活率超過65%。反觀台灣目前5年以上存活率約50%，大概是美國38年前的水準。

濟陽醫師在行醫的過程中也體認到這些問題，多年來持續治療癌症病患，不斷研究治療方法，感受著蔬果汁對癌症治療是多麼具有效果，並且每天都會自己製作蔬果汁來飲用，他發現，降低癌症死亡率最快速有效的方法，就是改善治療方法。除了近代西醫三大癌症療法之外，透過「營養・代謝飲食療法」，避免攝取過量的鹽分，以免導致細胞內的礦物質平衡出現混亂，改善檸檬酸循環的異常，避免造成ATP能量不足，降低動物性食品（四肢行走的動物）攝取，減低活性氧的危害，以達到抗癌的目的，經研究及臨床結果顯示，確實提升了癌症病患的健康狀況，因此，書中提到的飲食觀念是值得我們學習的。不管生病與否，「食物是最好的藥物」，在此書中再一次得到證明。

非常高興能推薦這本書給大家，尤其是癌症病友及家屬們，因為自己在推廣有機生活、健康飲食教育的這10餘年來，面對很多癌症病友及家屬，深知他們對於病後如何規劃飲食及生活作息的無助及內心的恐懼，相信此書可以給大家一個正確的方向。只要改善飲食習慣就能改善癌症體質。各種新鮮蔬果中的營養還能提高免疫力，使在治療過程中受損的正常細胞復原。妥善運用醫學治療與食療，可達成更高的治療效果。此外，為改善癌症體質、降低復發或轉移的風險，持續進行食療也很重要。

書中提及的癌症飲食療法第一人——德國醫師葛森博士，他的「葛森療法」我個人也非常推崇，幾年前還專程遠赴德國「葛森—布魯士自然療法中心」學習癌症全食物飲食療法、根莖蔬菜汁斷食療法、咖啡灌腸等自然療法來幫助病友們，因為我相信癌症的治療是整體的，不是光憑藉某一種方法、某一種藥物、某一種營養而已，如同書中所述： 手術成功不是治療結束，而是治療的開始。濟陽醫師以親身經驗、專業醫學研究及務實的臨床追蹤，證明了食物與癌症的重要關係，相信完善的醫療、均衡的營養補充、徹底的代謝排毒及強化自我免疫功能，一定可以大幅提升癌症治癒率，未病的人養成正確飲食觀念才可以避免疾病上身，濟陽式食療並非特殊的飲食方式，無論是誰，只要有意願嘗試就能馬上實行，改善體質，保持健康。

推薦序四

兄弟象職棒隊球員／**周思齊**

作為一名職棒球員，由於長期專注在球場上的征戰，所以往往會忽略身體上的保養。就我自己的經驗，在以下3種情形下尤其傷身：（1）大量訓練之後，因為餓過頭造成的暴飲暴食。（2）背負比賽輸贏時的龐大壓力，常常導致情緒太過緊張和睡眠障礙。（3）季賽期間，比完賽回到家的時間較晚，已經耽誤到所謂身體修護的黃金時段（從晚上10到凌晨2點）。

當然，會知道身體修護的這個觀念，也是在接觸到生機飲食後，才慢慢了解到的。首先，還是要感謝我的媽媽，這些生機飲食的觀念也是她這幾年傳受給我的。因為每次比完賽後又累又餓，不論大魚大肉，煎、炸、炒、烤，各種美味可口的美食，統統不管三七二十一，先吞了再說，吃完以後也不管胃消化了沒，還是先睡了再說。久而久之，再強的身軀也會受不了的，就這樣，身體開始出現一些大大小小的症狀。

「胃痛」就是最好的例子，只要胃一不舒服，就覺得吃顆胃藥應該會好，沒想到，情況不但沒改善，反而愈來愈嚴重，檢查後才發現，自己年紀輕輕就得了胃潰瘍。媽媽也在得知這個消息後，開始幫我準備能夠治療和預防胃病的精力湯。一開始接觸精力湯的時候，其實是相當排斥的，但為了延長自己的職棒生命，經過思考，決定要好好達成「戒口」這個媽媽給的指令。

改變飲食和生活習慣已經快兩年，有感覺到精神比較飽滿，作息和睡眠也變得正常。一直到現在，也拜科技發達之賜，每天都會用蔬果榨汁機，打出細細綿綿的果菜汁來喝。像甜菜根加蘋果、生菜、三寶、亞麻籽是目前我的最愛，生機飲食既可預防病毒，也可提升自體免疫力及自癒力，另外也會使皮膚變的「幼綿綿」，何樂而不為呢？

前言

進入21世紀後，歐美各國因癌症死亡的人雖已逐漸減少，但在日本罹癌的病患卻持續增加，平均每3人就有1人因癌症死亡，說是異常現象也不為過。這10多年來，我一直在摸索造成這種情況的原由。

身為消化器官外科醫師，至今動過2000例以上的癌症手術，但治療成果的5年生存率卻只有52％。也就是說，約莫半數的患者在手術後，仍得面對因癌症復發而死亡的事實，這讓我體認到手術的效果確實有限。為了提高病患的生存率，我開始研究該怎麼做。

國外有許多國家的防癌方針是改善國民的飲食生活，即制定國民營養指導指南並徹底實行。具體策略為糙米菜食（國外是鼓勵食用含胚芽的全穀粒小麥與大量的蔬果），每天攝取5盤蔬菜和水果（5 A Day）。

想攝取大量的蔬菜，飲用新鮮蔬果汁是最棒的方法。早上一杯蔬果汁不但能防癌制癌，還有助於改善各種疾病。除此之外，這也是維持健康生活的必要飲食習慣。

為了幫助各位更了解蔬果汁食療的好處，我接受了出版社的邀請參與本書的企畫。

癌症的治療是條艱辛的路，若本書能派上用場、為各位盡一點微薄之力，我將感到很欣慰。

最後衷心祈求各位身體健康，努力戰勝癌症。

濟陽高穗

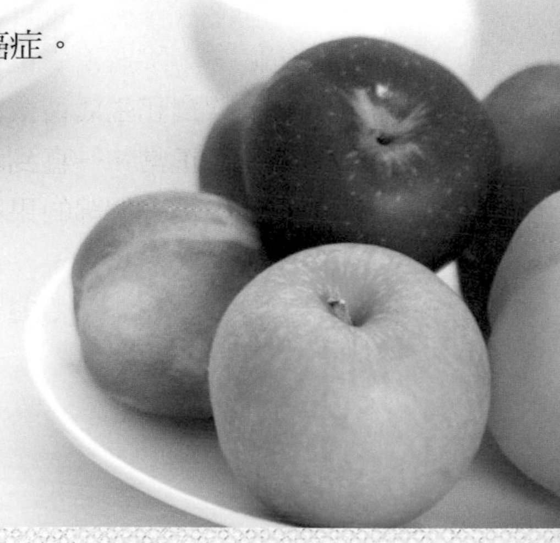

contents

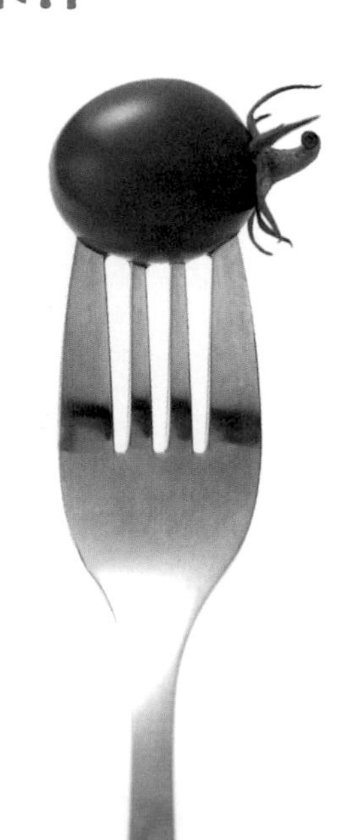

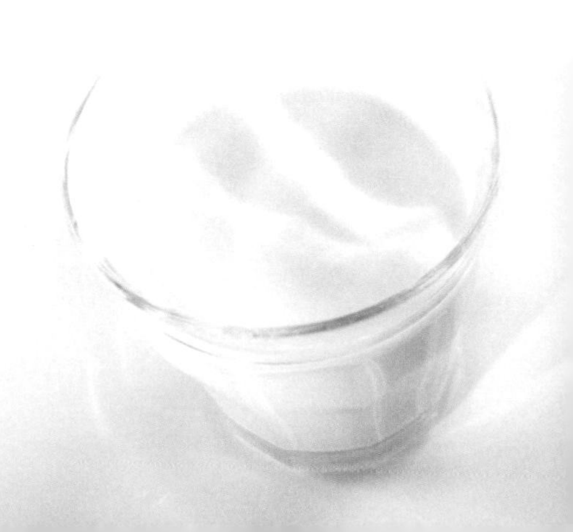

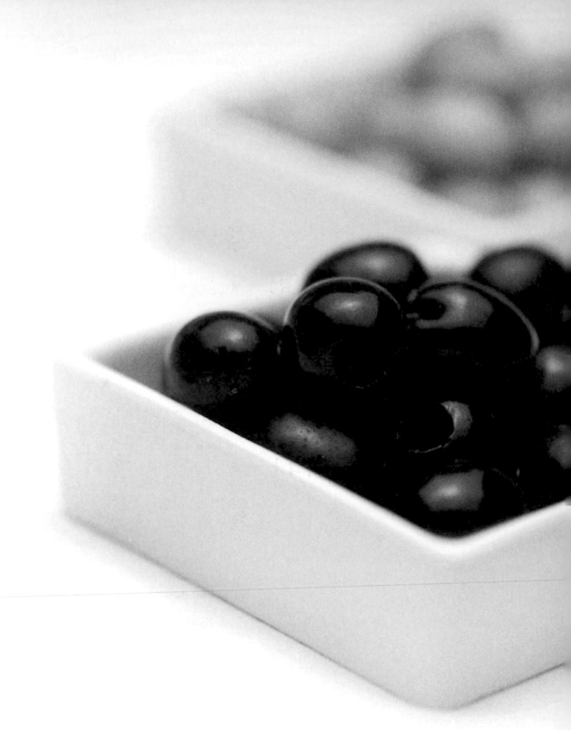

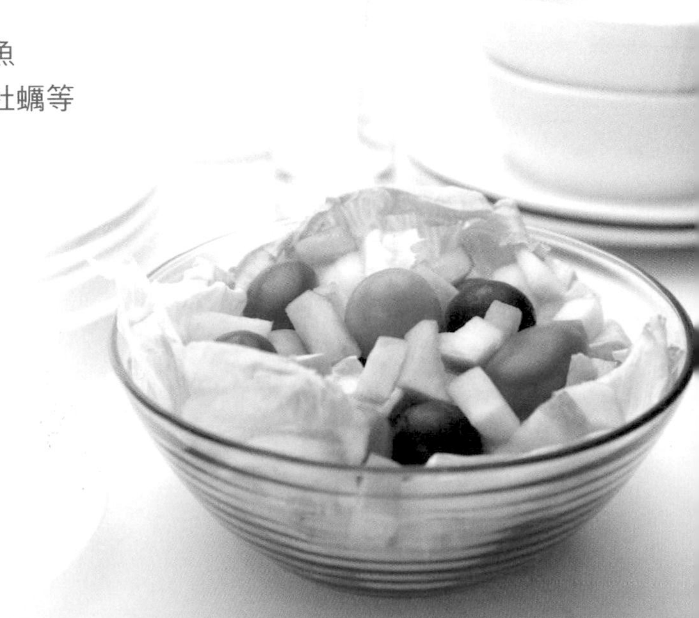

第4章 幫助你擺脫癌症體質的飲食生活建議

第5章 謹慎思考食品的安心・安全

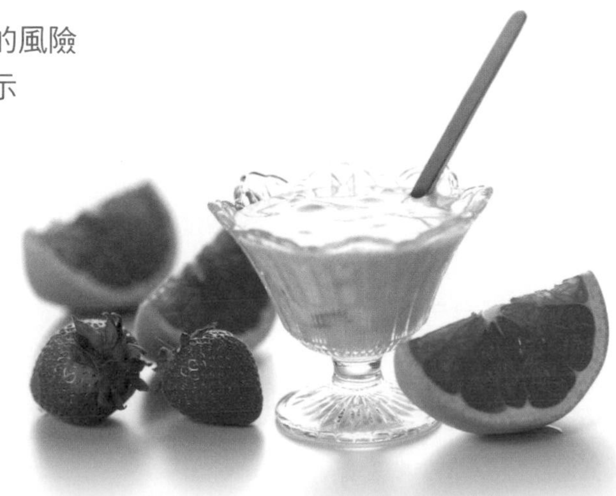

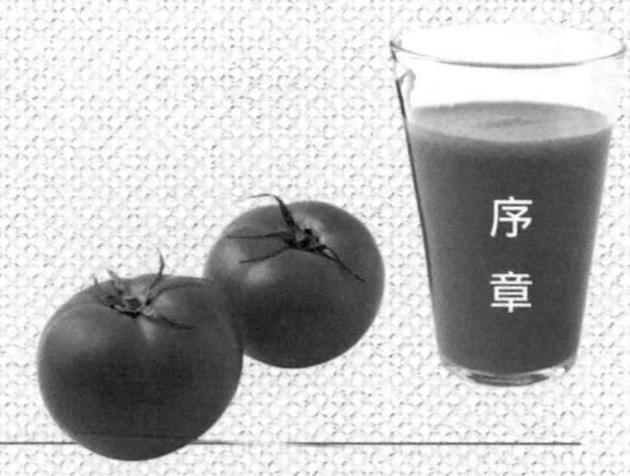

每天來杯蔬果汁，戰勝癌症

蔬果汁的神奇治療力！

乳癌的復發移轉癌細胞不見了

透過「**濟陽式營養·代謝療法（食療）**」治癒、改善癌症病情的例子不計其數，以下為各位介紹兩個效果最顯著的病例。

第一例的病患是乳腺癌復發的40歲女性。她在2003年被檢查出罹患乳腺癌，雖然當時已接受手術，但2007年復發。之後持續進行抗癌藥物的治療，卻又在右鎖骨周邊發現了5處轉移的癌細胞，當時的主治醫師建議她進行安寧緩和療護。

後來，她接受了濟陽醫師的診察後，一面接受大學醫院的放射線治療，一面開始濟陽式食療法。

每天飲用大量的蔬果汁，限制動物性食品與鹽分的攝取，約莫3個月後重新接受檢查，想不到原本已**轉移至肝臟的癌細胞竟然不見了**。又過了1個月，就連**轉移到骨頭的4處癌細胞也統統消失**。這名病患**透過食療提高了免疫力**，使放射線治療出現極佳的效果。

胃癌復發病患因蔬果汁改善了病況

第二的案例是67歲男性，他在2008年因患有進行性胃癌（或稱晚期胃癌），動手術摘除了整個胃部，但1年後卻出現了3處復發轉移癌細胞。後來他除了進行抗癌藥物的治療，也嘗試改變原本的飲食方式，但對於蔬果汁卻是敬謝不敏。在濟陽醫師的詳細說明下，他了解到蔬果汁的必要性而開始飲用，結果腫瘤標記（Tumor marker）的數值確實下降了。

而且**1個月後腫瘤標記的數值達到基準值內**，透過電腦斷層掃描發現，脾門部的**癌細胞從4cm縮小至1cm**，骨盆與頸部淋巴結的**轉移癌細胞也消失了**。這結果顯示飲用蔬果汁可提高免疫力，使抗癌藥物發揮最大的效果。

前述實例讓你我清楚地了解到，以蔬果汁為中心的食療法對癌症的治療極有幫助。

透過食療與放射線治療使轉移的癌細胞消滅

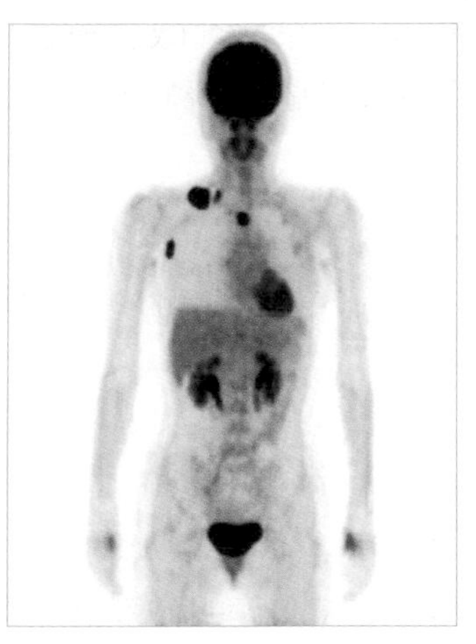

●此圖是濟陽醫師最初為病患診察時的正子斷層掃描（PET，positron emission tomography）。右肩出現了轉移的癌細胞。

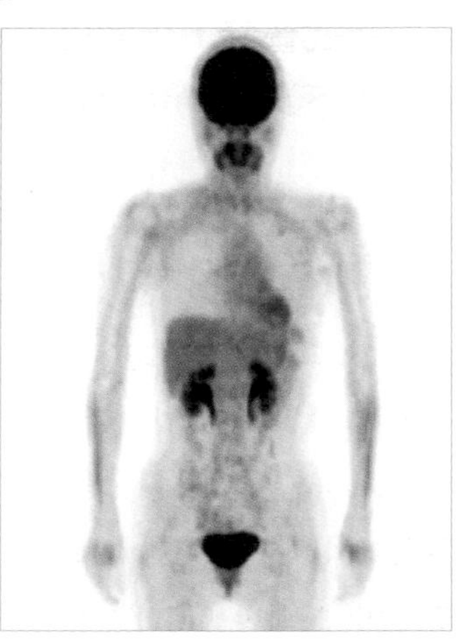

●4個月後再次檢查，轉移的癌細胞都消失了。

只剩6個月可活的癌症病患獲得解救！

2008年秋天，A先生被診斷出罹患大腸癌而接受手術。但2009年4月卻又發現癌細胞轉移至肺部，且7月接受檢查時，又被發現肺部與肝臟各有4及2處的癌細胞轉移。

A先生決定不接受抗癌藥物治療，於是找了好幾家醫院尋求其他的治療法，然而，得到的答案都是最好進行抗癌藥物治療。而且還有某家醫院告訴他：「如果再繼續拖下去，你只剩下6個月的壽命！」

就在那時候，A先生的太太聽完濟陽醫師的講演後，買了他所撰寫的書。讀完那本書，他隨即打電話至西台診所詢問，然後接到濟陽醫師的電話，立刻前往診所接受診察。

濟陽醫師斬釘截鐵地告訴他：「正子斷層掃描檢驗出來的肺癌準確率不高，請您不必擔心！」肝癌是不易治療的癌症，因此必須同時施行食療與動脈注射療法。A先生持續進行濟陽式食療，並自11月13日起接受肝動脈注射療法。約莫2個月後，他的腫瘤標記CEA指數（腫瘤胚胎抗原指數）從175降至69，醣抗原CA19-9指數也從244改善至56。

癌症食療以蔬果汁為主

多數癌症的食療中心就是飲用蔬果汁

關於癌症的食療法有很多，其中效果良好、廣為人知的就是**飲用蔬菜與水果製成的蔬果汁為主**的方法。這個方法能讓我們輕鬆有效率地攝取，具有抗癌作用的**抗氧化物質**。

濟陽醫師參考了數種食療法，構思出現行的**濟陽式食療**。

葛森療法（Gerson Therapy）是限制肉類、脂肪與鹽分的攝取，大量食用蔬菜、水果來提高免疫力的食療法。原本這是設計用來治療結核病的方法，沒想到除了結核病，就連併發的癌症也得到治療，因而開始施用於癌症病患。1930年代正式確立為癌症的食療法。時至今日已成為全球知名的治療方法。

在日本實踐葛森療法的人不計其數，當中最有名的就是星野仁彥醫師。星野醫師本身也曾罹患大腸癌，當他發現癌細胞轉移至肝臟後，在找尋有效的治療法時，於是接觸到葛森療法，經過自身的調整後，成為了**星野式葛森療法**。

甲田療法則是在日本持續了將近50年的食療法。此外為提高自然治癒力，鼓勵大眾多攝取生食或天然食物的**栗山式食療**，也非常的有名。在美國食用天然食品的自然主義運動「**自然養生（Natural Hygiene）**」，也頗為人知。

食用大量的蔬菜，有效攝取營養成分

想有效率地攝取大量的蔬菜與水果，製成果汁（研磨、榨取等方式）是最棒的方式。果汁可說是癌症食療中不可或缺的東西。果汁能讓我們直接攝取蔬果的養分。具抗氧化作用的維生素、植化素很容易就會流失，若製成蔬果汁就能減少養分的破壞，有效率地攝取。

每天飲用蔬果汁，可治療癌症、防止復發喔！

具代表性的癌症食療法

擁有的共通點

❶不食用肉類、動物性脂肪及加工食品。
❷鼓勵多吃天然的食物。
❸直接食用蔬菜水果。
❹多數會將蔬果製成蔬果汁飲用。

濟陽式食療

- 身為外科醫師的濟陽醫師（1945～）參考各種食療法後構思而成。
- 嚴格限制鹽分、動物性食品（四肢行走的動物）的攝取，多吃糙米、大量的蔬菜與水果。
- 每天喝1.5ℓ～2ℓ的蔬果汁。
- 每日食用優質的蛋（1天1顆）、優格（1天300g～500g）及蜂蜜（1天2大匙）。
- 其他詳細內容請參閱P26。

葛森療法

- 在1930年代由德國醫師梅克斯・葛森（Max Gerson）確立。
- 嚴格限制動物性食品、脂肪、鹽分的攝取，多吃新鮮的蔬菜水果。
- 每天喝13杯（共計2ℓ～3ℓ）的現榨胡蘿蔔汁。
- 禁食一部分的蔬菜、水果、糙米、豆類與堅果類。

星野式葛森療法

- 精神科醫師星野仁彥先生（1947～）發現自身的大腸癌轉移至肝臟時，參考葛森療法後設計而成的新療法。
- 胡蘿蔔汁的飲用量為每天喝400mℓ，共3次以上。
- 服用維生素C劑，可食用豆類、堅果類。

甲田療法

- 由甲田醫院的甲田光雄院長（1924～2008）確立。
- 以少食、生菜食、斷食療法為主。
- 生菜食指的是，直接食用生的糙米粉、青汁、根莖類蔬菜的汁液等。

栗山式食療

- 由天然食品學者栗山毅一先生（1889～1986）提倡。
- 主張人類就要吃天然的食物（自然食）。
- 飲用生水、吃生蔬果，或是食用接近天然的食物。

自然養生

- 1830年代起源自美國的自然主義運動。
- 以生蔬果為主的天然飲食方式。
- 目的在於提高自然治癒力。

飲用蔬果汁改善癌症體質

以治療為目的，每天至少喝1.5ℓ

葛森療法提到，治療癌症必須飲用大量的新鮮胡蘿蔔汁，**每天2～3ℓ**。在《A CANCER BETTLE PLAN》（David J. Frähm）這本書裡，作者將太太近半年的抗癌生活記錄下來，她每隔1小時就喝200mℓ的果汁。至於**濟陽式食療的目標量則是每天1.5～2ℓ**。

直接食用蔬果可減少抗氧化物質與維生素、礦物質的損失，製成蔬果汁更可有效率地攝取。現榨的蔬果汁可使**體內保持正常代謝、提高免疫力**。蔬果中所含的維生素、礦物質及植化素等，就算攝取過多也不會危害身體，盡可能多多飲用。

某些剛接觸蔬果汁食療的患者，起初會出現腹瀉、體重暫時下降的情形，但持續一段時間後，情況自然就會穩定。如果腹瀉或體重減少的情形久未改善，請與主治醫師聯絡。

有些人冬天喝冰冷的蔬果汁會感到手腳冰冷，這時候可預先將蔬果拿出冰箱退冰，待蔬果恢復至常溫後再製成果汁，或是加入可暖和身體的薑。假如是嚴重易寒體質的人，**可將一半的蔬果汁煮成熱湯飲用。**

以預防為目的，每天喝600mℓ

若你的目的是為了防癌，就不需要喝那麼大量的蔬果汁。**每天600mℓ**即可。可將蔬果汁當成早餐一次喝完，或早晚各喝300mℓ。請配合自身的生活方式持續進行。

但蔬果汁最好還是現榨即飲。如果喝事先做好的，等於浪費了果汁的好處。工作繁忙的人可利用品質佳的青汁。

製成蔬果汁的優點

使體內代謝順暢、提高免疫力

有效攝取抗氧化物質

攝取大量的蔬菜、水果

大量的蔬果汁可提高抗癌藥的效果

蔬果汁的每日飲用基準量

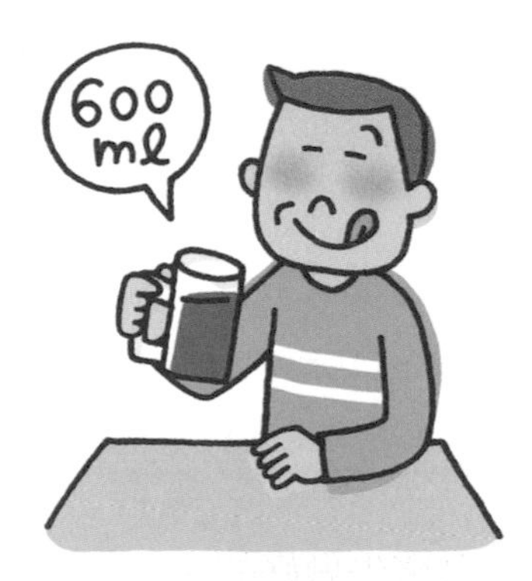

預防目的

每天600mℓ

●配合自己的生活方式，持之以恆進行下去。

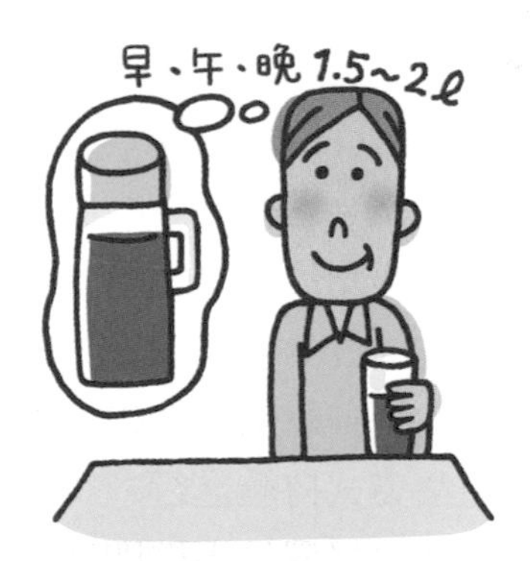

治療目的

每天1.5～2ℓ

●就算喝不了這麼多，至少要喝1ℓ。剩下的可從沙拉、湯品中攝取。

製作蔬果汁的優質食材TOP 10！

每日三餐請積極攝取這些食物

本書的**第3章<戰勝癌症的食物百科>**，為各位介紹各種**防癌效果佳的食品**。

以下為您介紹的主要是飲食金字塔（designer foods pyramid）中「具防癌效果的食品」，以及最近相關的研究中，被認為最具抗癌作用的食材。

除了蔬果汁必用的蔬菜與水果，另外也精選了穀類、薯類、豆類、蕈菇類、海藻類、種實類、魚貝類、雞肉及蛋等多種食材，幫助各位均衡攝取這些養分。

適合製作蔬果汁的蔬菜、水果TOP 10

有些蔬菜不適合製成蔬果汁，如**洋蔥**、**蔥類**、**韭菜**等。蔥類可當作佐料或搭配沙拉，韭菜則是加熱烹調後再食用。

至於其他的蔬菜水果大部分都適合用來製成蔬果汁。

使用當季食材或自己喜歡的種類來嘗試製作吧！不知該如何著手的人，可參考第1章介紹的蔬果汁食譜。

飲用蔬果汁的目的是為了攝取多種蔬菜水果，所以不必完全照著食譜的指示製作。既然要喝還是**以自己喜歡的口味**為主，太過拘泥於食譜反而會讓自己感到麻煩，造成反效果。配合自己的喜好，有效地攝取具防癌效果的蔬果。

製作蔬果汁時，最好選擇較無特殊氣味的食材。下文是具抗癌作用、適合製成蔬果汁的10大**推薦食材**。再加些**蜂蜜**或**優格**就是最理想的蔬果汁。

製作蔬果汁的推薦食材

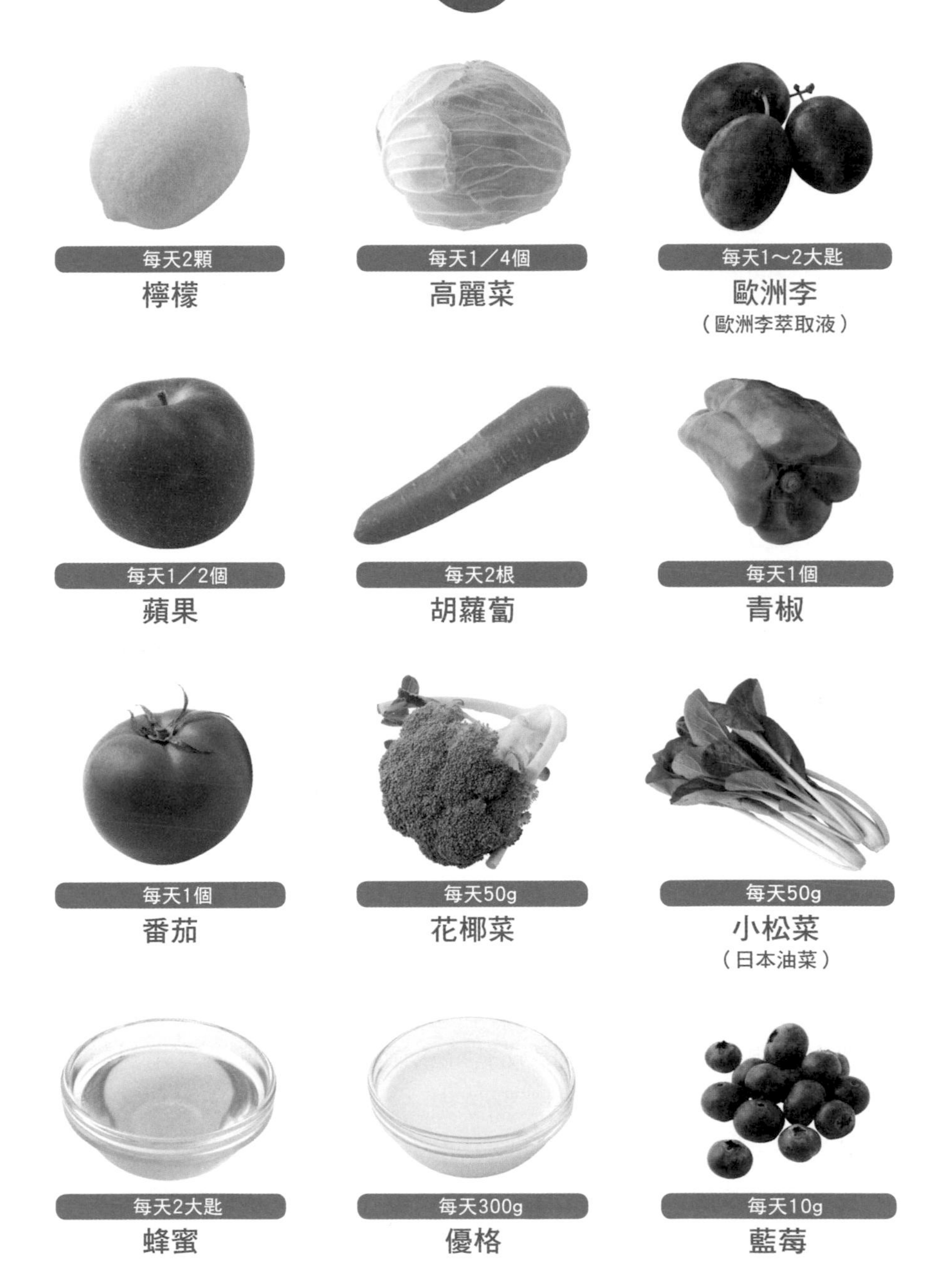
每天2顆
檸檬
每天1／4個
高麗菜
每天1～2大匙
歐洲李
（歐洲李萃取液）
每天1／2個
蘋果
每天2根
胡蘿蔔
每天1個
青椒
每天1個
番茄
每天50g
花椰菜
每天50g
小松菜
（日本油菜）
每天2大匙
蜂蜜
每天300g
優格
每天10g
藍莓

濟陽式防癌食療的9大原則

引發癌症的誘因與飲食有著極大的關係

癌症發生的原因多為基因受損所致。以下是濟陽式食療特別關注的4點。

❶鹽分的過度攝取

攝取過多鹽分會使細胞內外的礦物質失衡，提高罹癌的風險。因此限制鹽分的攝取是很重要的事。

❷檸檬酸循環的異常

如果製造能量的檸檬酸循環效率變差，會使癌細胞變得容易生成、增殖。保持檸檬酸循環的順暢是防癌的重點。多攝取含有維生素B群及檸檬酸的食材。每天飲用蔬果汁可改善癌症體質。

❸活性氧的危害

體內製造能量的同時，也會產生有害的活性氧。體內的活性氧一多，身體來不及排除這個有害物質，罹癌的風險便相對提高。這個時候，只要多攝取能讓活性氧變得無害的抗氧化物質即可。抗氧化物質就存在於蔬果中。多酚、類黃酮、類胡蘿蔔素就是其代表。多喝蔬果汁可減輕罹癌的風險。

❹攝取過多的動物性食品

攝取過多的動物性蛋白質與脂質，將促使癌症的發生。癌症食療中原則上**禁食四肢行走的動物**，雞肉和魚貝類也要控制攝取量。

透過徹底的食療改善癌症體質

為改善上述4點，濟陽式食療歸納出9項基本方針。

重點就是**改變以肉食為主、鹽分過多的飲食習慣，大量飲用蔬果製成的蔬果汁**。但這並不代表只要吃基本方針介紹的食物，就不會得到癌症，或是癌症就會痊癒。主要目的是幫助各位從易患癌症的體質，恢復至正常的狀態。

防癌食療的9大要點

❶降低鹽分的攝取，盡可能達到無鹽

- 鹽分的過度攝取會破壞體內的礦物質平衡，是致癌的來源。

❷限制動物性蛋白質、脂質(四肢行走的動物)的攝取

- 動物性蛋白質與癌症有著密切的關係，攝取過多的動物性脂質不但會致癌，還會導致動脈硬化，提高腦中風及心肌梗塞的風險。

❸大量攝取新鮮「無農藥」的蔬菜與水果

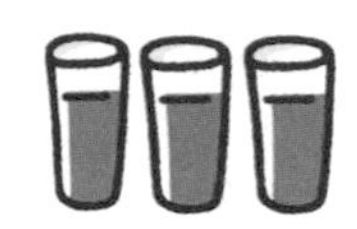

- 蔬果含有豐富的抗氧化物質（具抗癌作用），以及可調整體內礦物質平衡的鉀。建議每人每天飲用1.5～2l的蔬果汁。

❹食用含有胚芽的穀物、豆類、薯類

- 胚芽中的維生素B群、維生素E、植酸與豆類（黃豆）中的大豆異黃酮等，具抗癌作用。多吃薯類同樣有防癌的效果。

❺攝取乳酸菌（優格）、海藻類、菇類

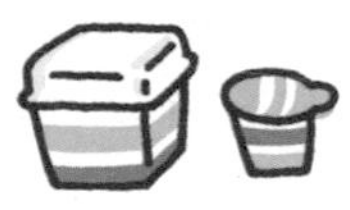

- 多攝取可調整腸內環境的乳酸菌（優格）、具抗癌作用的褐藻糖膠（海藻類）、可提高免疫力的β葡聚醣（蕈菇類）。

❻攝取檸檬、蜂蜜、啤酒酵母

- 每天食用2顆能活絡檸檬酸循環的檸檬。
- 避免使用精製砂糖，活用蜂蜜。黑糖也是不錯的選擇。
- 服用啤酒酵母菌製成的EBIOS愛表斯錠（日本醫藥部外品：不屬於醫藥品，但具有相當或接近於醫藥品功能的商品）。它含有體內容易利用的蛋白質。進行癌症治療的人，除了限制動物性食品的攝取，每天早晚各吃10錠，共計20錠。

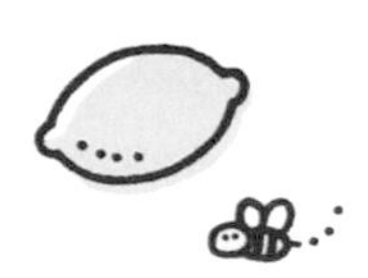

❼油品選用橄欖油、麻油或菜籽油

- 植物性脂質若攝取過多也會造成危害。建議選擇不易氧化的橄欖油、麻油、菜籽油。

❽飲用天然水

- 自來水中含有引發致癌的物質。

❾禁酒、禁菸

- 香菸、過度的酒精都是致癌因素。

可多多攝取的食材

大量的蔬果可防癌、提升免疫力

每天最好多吃蔬菜和水果。**無農藥**或**有機栽培**的蔬果最理想。

進行癌症治療者，**每天飲用1.5～2ℓ**的蔬果汁為目標。製作這些分量的蔬果汁時，需要使用大量的蔬菜和水果。直接食用可能很難達成目標，如果製成蔬果汁分成數次飲用就比較容易得多。

蔬果中含有可調整體內礦物質平衡的鉀、使檸檬酸循環順暢的維生素B群、具抗氧化作用的胡蘿蔔素（維生素A）、維生素C、維生素E、類胡蘿蔔素、多酚等。多攝取這些成分**可改善代謝異常，抑制癌細胞的生成、提升免疫力**。

糙米、菇類、海藻類等都是防癌的強力幫手

糙米也是防癌的好夥伴。糙米的胚芽中，含有檸檬酸循環不可或缺的**維生素B群**。如果可以最好三餐都食用糙米，但糙米煮起來較費時，口感也偏硬，帶有特殊氣味，無法適應的人不妨試試發芽糙米或胚芽米。至於麵包或義大利麵，則建議選擇全穀粒麵粉製成的產品。

此外，豆類、薯類、菇類、海藻類與蜂蜜，也都能防癌與提升免疫力。雞肉和魚貝類則要控制攝取量，選擇品質好的適量食用。蛋和優格也是如此。

如果是以治療為目的，飲食上的限制必須更加嚴格，但若只是以預防為目的，過度的限制反而會讓人提不起勁，無法持之以恆。不必勉強自己全部做到，先從能力可及的事開始做起。

每天飲用蔬果汁是濟陽式食療的基本原則。首先，當你養成每天飲用蔬果汁的習慣後，請試著重新檢視主食的內容，再注意雞肉、魚貝類的品質，慢慢地循序漸進加以改善。

可多多攝取的食材

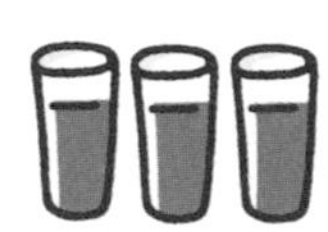

大量的蔬菜和水果

治療目的 每天最少1.5～2ℓ。將一半的量當成沙拉或湯品也無妨，至少要喝1ℓ的蔬果汁。此外再食用350～500g的蔬菜水果。

預防目的 每天飲用600mℓ的蔬果汁為目標。此外再食用350～500g的蔬菜水果。

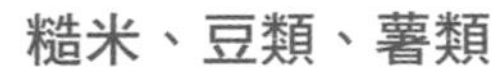

糙米、豆類、薯類

治療目的 每天至少一餐吃糙米（胚芽米、五穀米、全穀粒麵粉的義大利麵等）。豆類、薯類也是每天食用1次。

預防目的 每週吃1～2次糙米。豆類、薯類也要攝取。

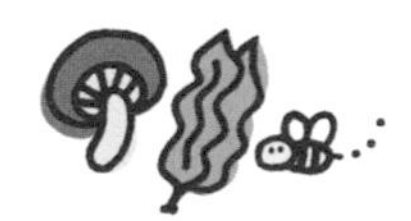

菇類、海藻類、蜂蜜

治療目的 每天攝取1次。每天2大匙蜂蜜。

預防目的 盡量攝取。每天2大匙蜂蜜。

雞肉、蛋

治療目的 脂肪較少的雞柳或去除雞皮的雞胸肉，每天最多只能吃1次。量控制在一般人的一半。蛋類選擇品質好的，每天1顆。

預防目的 雞肉並無特殊限制。蛋類選擇品質好的，每天1顆。

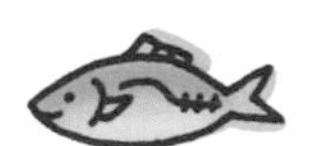

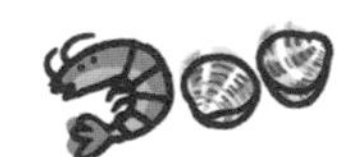

魚貝類

治療目的 白肉魚（鰈魚、比目魚、鱈魚等）、青皮魚（沙丁魚、竹莢魚、鯖魚、秋刀魚等）、甲殼類（蝦子、花枝、章魚、螃蟹等）、貝類（蜆仔、海瓜子、蛤蜊、牡蠣等）每天最多只能吃1次。量控制在一般人的一半。

預防目的 無特殊限制。但，鮪魚、鰹魚等紅肉魚請勿食用過量。

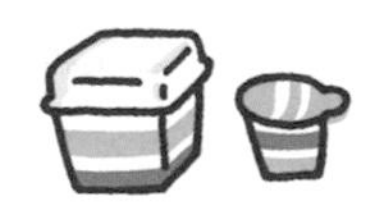

優格

治療目的 選擇品質好的優格，每天300～500g。

預防目的 選擇品質好的優格，每天300g。

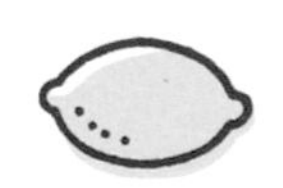

檸檬

治療目的 每天2顆。

預防目的 每天2顆。

避免攝取的食材

每天的錯誤飲食造成癌症體質

因不正常的飲食生活導致癌症體質時，為了改善症狀，請務必改正不良的生活習慣。

因此需要嚴格的限制。但若是以防癌為目的，只要盡可能實行就可以了。

最好避免攝取的食材是**動物蛋白質、脂質（牛、豬、羊等四肢行走的動物）與鹽分**。動物性蛋白質需禁食半年至一年，減少鹽分的攝取，接近無鹽狀態。避開醬菜、鱈魚卵等以鹽醃漬的保存食品，烹調上盡量不使用鹽。而化學調味料（比如像是味精）是由「不鹹的鹽」麩胺酸鈉（monosodium glutamate）製成，這類東西也請避免。

另外，**動物性脂肪塊的豬油、奶油等也要限制攝取**。拿來代替奶油的乳瑪琳也是要避開的食品之一。乳瑪琳、鹹零食、起酥油、洋芋片、加工起司（process cheese）等，在加工過程中會產生反式脂肪酸。反式脂肪酸不但會增加LDL膽固醇，促進動脈硬化，還會降低免疫功能，被認定具有致癌風險。所以少吃含反式脂肪酸的食品比較妥當。加工食品也有食品添加物的風險，盡可能少吃為妙。

天然的食材對身體最好

雖說要少吃動物性脂肪、鹽分，以及加工食品，但實行起來卻也相對困難。

尤其是以防癌、預防復發為目的時，這樣嚴格的限制更會令人感到吃不消。那麼，請多多食用對身體好的食材。**禁菸與禁酒**則是最重要的原則。

避免攝取的食材

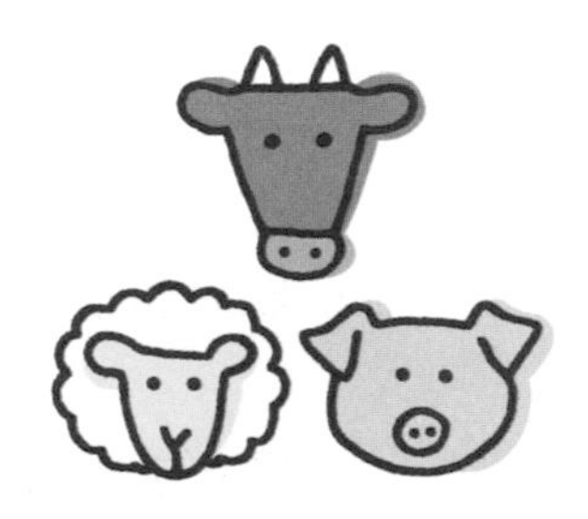

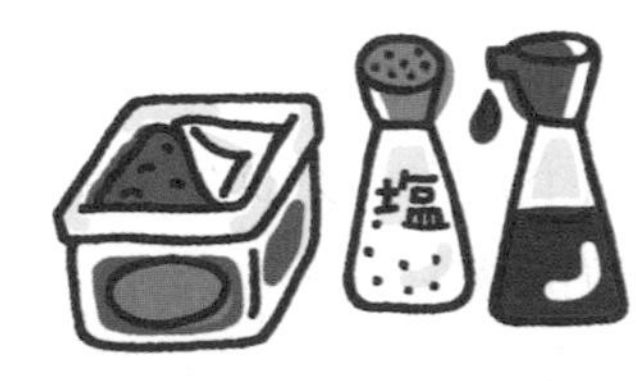

動物性蛋白質、脂質（四肢行走的動物）

治療目的 禁食半年至一年。

預防目的 每週吃2～3次，均衡攝取雞肉與魚貝類。

鹽分

治療目的 盡量控制到接近無鹽狀態。

預防目的 每天控制在4g以內（高血壓患者的食療目標為每天6g，故可參考本書的食譜）。

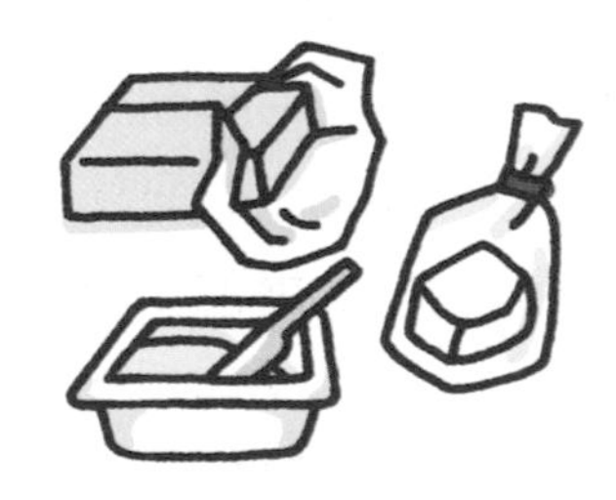

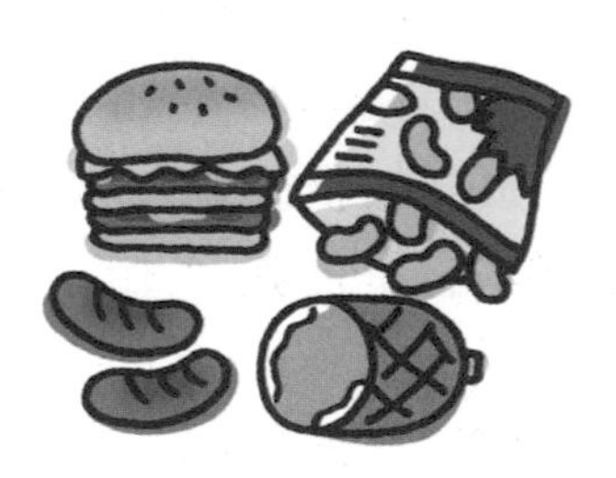

奶油、乳瑪琳

治療目的 盡可能避免。

預防目的 注意攝取過量。

加工食品

治療目的 盡可能避免。

預防目的 注意攝取過量。

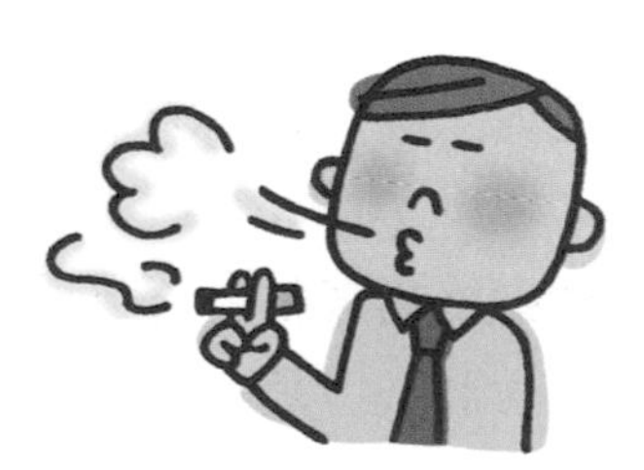

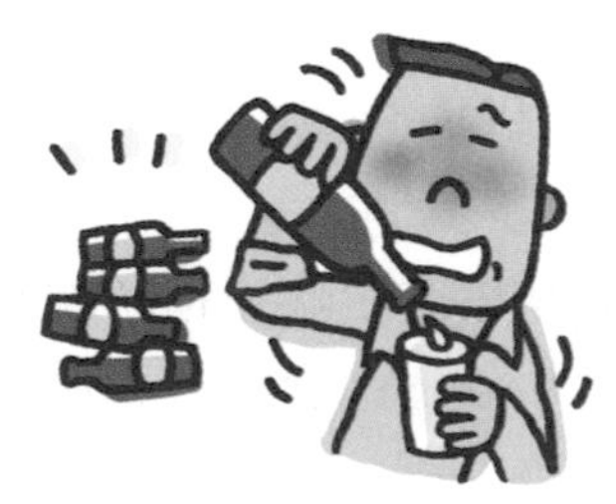

香菸

治療目的
預防目的 原則上禁菸。

酒精

治療目的 禁酒半年至一年。

預防目的 注意飲酒過量。

濟陽式食療的基本方針

癌症愈是惡化，食療愈是重要關鍵

食療的實踐方法依患者的症狀而異。如果是已發病的患者最好趁早開始進行食療。癌症愈是惡化，食療所占的比例就愈高。

一般將癌症分類如下（此為癌症中最常出現的上皮癌之情況）。

- **0期（癌細胞停留在黏膜內）**
- **1期（癌細胞自黏膜浸潤，但尚未轉移至淋巴結）**
- **2期（癌細胞轉移到附近的淋巴結）**
- **3期（癌細胞擴散至附近的內臟器官，轉移到遠處的淋巴結）**
- **4期（癌細胞深入浸潤，轉移至遠處的內臟器官）**

0～1期稱為**早期癌**，2～3期稱為**進行癌**，第4期為**晚期癌**。後文將針對癌症的各階段食療歸納出重點。

淋巴球數左右了治療效果

濟陽式食療的目的是**改善飲食方式，提高病患的免疫力**。只要徹底進行食療，多數的患者都改變了癌症體質，獲得改善。不過遺憾的是，食療並非對所有人都有效，仍有患者未得到食療的功效而失去生命。

濟陽醫師認為食療效果能發揮作用的關鍵在於，負責免疫中心的淋巴球數。若淋巴球數為**1300個／mm^3以上，超過8成都會獲得改善**。如果是1000個／mm^3以上，6～7成可獲得改善，700個以下就比較困難。淋巴球數可透過醫療機關的血液檢驗測出。假如你已確定自己罹癌，正在煩惱要不要進行食療的話，請先調查淋巴球數。雖然這是很基本的事，但能夠自行進食也是食療的必要條件。

切記，癌症的治療不能光靠食療。一邊接受適當的治療（手術、放射線治療、抗癌藥治療等），一邊進行食療才有治療效果。**請勿自行判斷**，接受有專業食療知識的醫師指導後再進行食療。

癌症各階段的食療重點

防癌目的

- 大量攝取蔬菜、水果。建議早上飲用蔬果汁（每天最少600mℓ以上）。
- 食鹽攝取量控制在每天4g以內。食用四肢行走的動物（牛、豬、羊等）最好保持一日的間隔。
- 動物性食品多吃雞肉、雞蛋、魚貝類（紅肉魚除外）。
- 積極攝取防癌效果佳的食物。

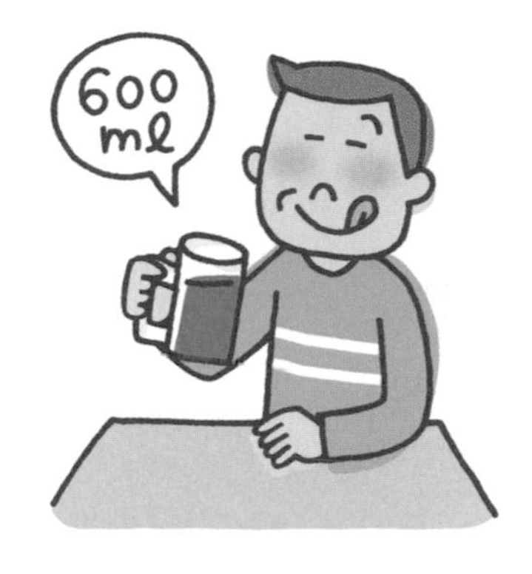

早期癌

- 邊接受適當的治療邊開始食療。每天飲用1.5ℓ～2ℓ的蔬果汁。若是早期癌大部分可透過三大療法治癒。
- 並行食療可減少復發的風險。

進行癌

- 盡可能趁早開始食療。每天飲用1.5ℓ～2ℓ的蔬果汁。
- 雖然食療的比重變高，還是盡量接受三大療法。
- 抗癌藥有使免疫力下降的風險，請多多注意。

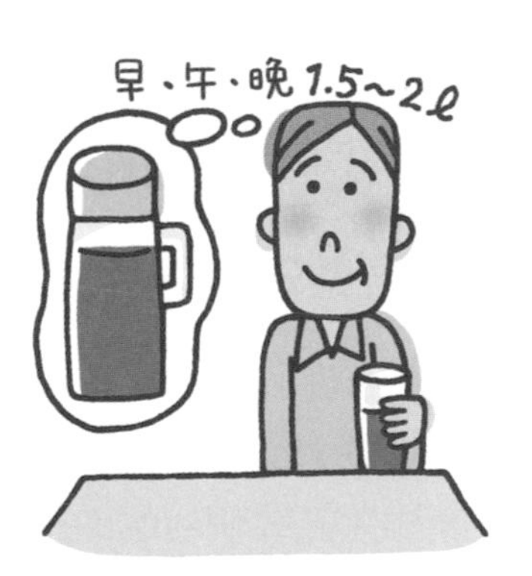

晚期癌、轉移、復發

- 食療是有效的手段。每天飲用1.5ℓ～2ℓ的蔬果汁。
- 盡可能邊接受治療邊徹底進行食療。
- 定期接受檢查，持續進行食療很重要。

與三大療法並用可提高效果

與三大療法並用可提高效果

對進行癌、晚期癌的患者來說，食療相當重要。

不過**食療的主要目的，是提高患者本身的自然治癒力**，使醫學治療發揮最大的效果。

雖然某些癌症病患因為食療使癌細胞縮小或消失，但並不能因此放棄醫學的治療。

癌症的三大療法為**「手術」**、**「抗癌藥治療」**、**「放射線治療」**。此外還有直接將抗癌藥注入輸送血液的動脈，藉以消滅癌細胞的「動注療法（動脈注射化學療法）」、注射乙醇殺死癌細胞的「乙醇注入療法」、封鎖輸送養分至癌細胞的動脈，達到殺死癌細胞目的的「動脈塞栓術」、治療乳腺癌或前列腺癌的「荷爾蒙療法」等各種治療方法。

然而**這些治療除了摧毀癌細胞，也會傷害患者本身**。而手術會傷害內臟器官，抗癌藥與放射線不僅會攻擊癌細胞，也會攻擊正常的細胞。

近年來，醫院多半會選擇不對患者造成負擔的治療方式，但接受治療後或多或少仍會受到傷害。

考慮自身的體力與免疫力，接受適當的治療

雖說會造成負擔，但能夠去除眼睛看不見的癌細胞肯定是件好事。不會導致體力與免疫力下降的治療方式最為理想。

能夠達到這個目的的就屬食療。只要改善飲食習慣就能改善癌症體質，而且還能提高免疫力，使在治療過程中**受損的正常細胞復原**。**妥善運用醫學治療與食療，可達成更高的治療效果**。此外，為改善癌症體質、降低復發或轉移的風險，持續進行食療也很重要。

癌症治療的三大療法

手術

- 切除癌細胞。
- 過去以剖腹切除癌細胞的「外科手術」為主流。
- 近年來愈來愈多人選擇，能夠盡量減輕對身體造成負擔、不剖腹的手術方式。
- 將內視鏡插入消化道，利用附著在前端的器具切除癌細胞的「內視鏡手術」、在腹部或胸部開直徑約1cm的小洞，從那裡插入器具切除癌細胞的「腹腔鏡手術」、「胸腔鏡手術」等。

抗癌藥治療

- 使用抗癌藥物攻擊癌細胞。
- 抗癌藥的種類很多，它可抑制癌細胞的增生，或使其縮小。
- 並用數種抗癌藥，只攻擊癌細胞的抗癌藥（分子標靶藥物）的研發也在進行中。動注療法也是抗癌藥治療的一種。
- 因為副作用強烈，使用過量會導致免疫力下降。
- 濟陽醫師認為可進行抗癌藥治療的基準是「白血球數3000～4000個／mm^3以上」、「淋巴球數1000個／mm^3以上」。未達這個數值就不必勉強接受抗癌藥的治療。容易獲得食療效果的基準為淋巴球數1000～1300個／mm^3以上。

放射線療法

- 透過X光線、γ射線、電子射線等放射線消滅癌細胞。
- 使癌細胞的基因受損。
- 雖然正常細胞也會受損，但增殖速度快的癌細胞受損程度更甚。
- 放射線治療的重點是殺死癌細胞，使正常細胞得以復原。
- 依癌細胞生成部位而異，有透過CT（電腦斷層攝影）找出病灶進行照射的方式，也有固定身體針對特定部位照射的「定位放射手術」、「體幹部定位放射手術」，以及在病灶或其附近放入放射性物質，自體內照射的「小線源放射治療（又稱表面照射・腔內照射）」等。

• 60%以上的病患獲得治癒、改善 •

治癒、改善率超過6成的濟陽式食療

濟陽式食療至今的治療成績為有效率**61.5%**。**完全治療有19例，獲得改善的有77例**。主要對象為罹患消化器官癌症的病患共156例，約莫半數的患者是無法進行手術的進行癌，約4成為復發或癌細胞轉移至遠處的內臟器官。如果以進行癌的治療成績來看，這超過6成的比例可說是頗有成效且難得一見的數值。

將食療導入癌症治療的契機

原本被診斷出只剩幾個月壽命的患者，進行食療後癌細胞跟著消失，還有些患者過得很健康，恢復良好宛如奇蹟。

濟陽醫師實際接觸這些病患之後，使他對癌症的想法有了改變。

最初的契機是在1994年，某位無法進行根除治療的肝癌病患徹底進行食療的1年半後，病灶完全地消失了。

之後，他也接觸了不少透過食療使癌細胞縮小、改善的病例，發現以食療治療癌症並非特例，於是參考了多種癌症的食療法，構思出濟陽式食療法並加以實踐。

另外，濟陽醫師在2002年進行5年生存率的調查結果，也是促成食療治癌的關鍵之一。當時任職於東京都立荏原醫院的他，針對消化器官癌的病患進行5年生存率的追蹤調查（接受治療5年後的生存率，可當作癌症治療的基準數據），最高為大腸癌的68%，然後是胃癌47%、肝臟癌35%，最低為胰臟癌的9%，**平均52%**，比例很低。

好不容易動了手術，5年後卻有近半數的患者仍舊死亡，這個事實令他感到震驚，也成為促使他致力於食療研究與實踐的開端。

濟陽式食療的治療成績

症狀（病例數）	完全治療	狀態改善	無變化	惡化	死亡
食道癌（7例）	2	2	0	1	2
胃癌（20例）	2	9	0	1	8
肝癌（4例）	2	1	0	0	1
胰臟癌（11例）	1	4	0	2	4
膽道癌（8例）	0	3	0	1	4
大腸癌（45例）	3	22	1	1	18
前列腺癌（12例）	4	6	0	0	2
乳癌（16例）	1	9	1	1	4
惡性淋巴腫瘤（9例）	1	7	0	0	1
其他（24例）	3	14	0	2	5
合計156例	19	77	2	9	49

●日本西台診所（2009年．平均調查期間2年10個月）

消化器官癌患者手術後的5年生存率

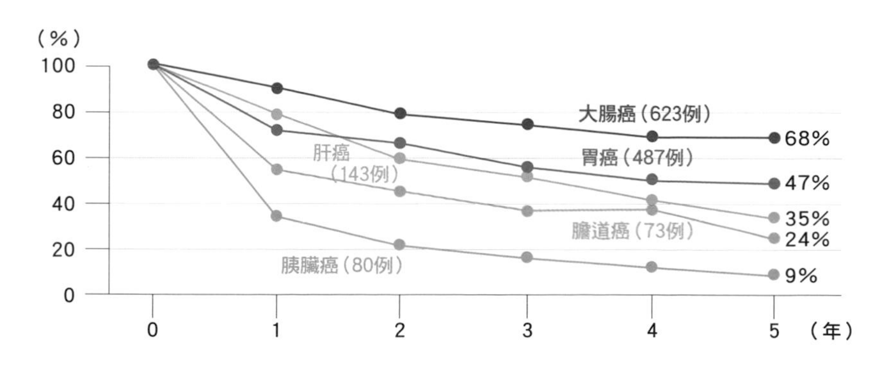

●日本都立荏原醫院（2002年）

100天讓你改善癌症體質

改善體質需要時間，養成每天飲用蔬果汁的習慣

導致癌症發生的代謝異常，不是說改善就能改善。試想，代謝異常是因為長期的不當飲食所致，那麼要恢復正常狀態勢必得花上一段時間。為了改善體質請先將**目標設定為100天**。只要努力度過這段期間，體內的細胞就會重生，使體質改變恢復至正常狀態。

癌症病患中，不少人因為持續進行食療使味覺出現轉變，不再吃肉類或重鹹的食物。持續進行對身體好的飲食方式，味覺就會恢復到原本的狀態，自然會避開對身體不好的東西。

此外，有些患者發現持續進行食療，進而使得癌細胞縮小後，皮膚的斑也跟著變淡。皮膚的斑點或暗沉，會因為新陳代謝提高而自然變淡，這也是飲用大量蔬果汁帶來的好處。由此可知，**飲食對細胞的代謝有著多大的影響**。

以防癌為目的者，每天必喝蔬果汁

以防癌為目的的人，不需要太過嚴格限制動物性蛋白質、脂質與鹽分的攝取。但有個原則一定要遵守，那就是**每天飲用蔬果汁**。蔬果可攝取維生素、礦物質、抗氧化物質，即使飲食稍微出現問題，仍可提高免疫力、抑制癌細胞的生成。但是，原本體力就差或免疫力低的人與老年人，在飲食上還是要格外當心。

不過，這些都是在飲食習慣正常的情況下為前提。假如毫無節制地吃四肢行走的動物、過度攝取鹽分，或是老是吃加工食品的人，就算喝再多蔬果汁也於事無補。

你我生活在這個富足的時代，卻往往攝取過多易導致疾病的蛋白質、脂質、鹽分，而真正需要的維生素、礦物質卻明顯不足。為補充這些養分，**每天飲用蔬果汁是最適合的方式。**

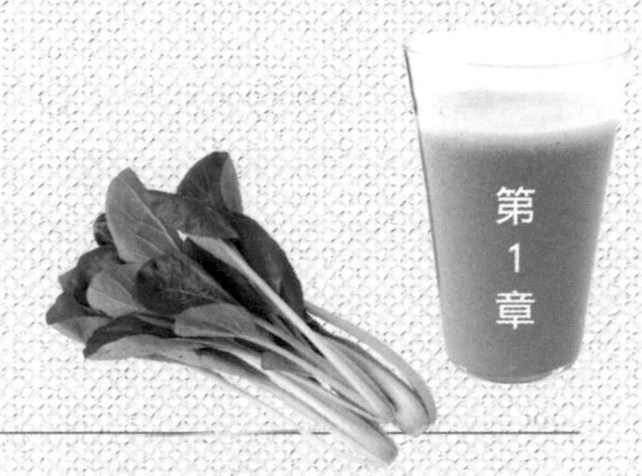

戰勝癌症、改善體質的蔬果汁

從今天開始展開每日蔬果汁生活

為維持健康、防癌，每天請喝600mℓ以上的蔬果汁

如果是以治療為目的者**每天必須喝1.5～2ℓ**，若是為了維持健康或防癌**每天喝600mℓ**即可。喝的時候不必一次全部喝完，可分成早晚兩次喝，或是分成數次、每次喝200mℓ。

植物性維生素與植化素即使攝取過多，也不太會對人體造成危害，所以喝多也沒關係。

不過，要是喝太多加了蘋果或橘子等水果的蔬果汁，會因為攝取過多的果糖導致肥胖。因此身材略顯富態的人，晚上還是少喝加了很多水果的蔬果汁比較好。

依個人喜好活用當季蔬果製作蔬果汁

或許你正在煩惱該喝怎樣的蔬果汁比較好，基本上只要是新鮮的蔬菜和水果都可以。重點在於，選擇含有抗氧化物質與具抗癌作用物質的蔬果。

本書的第3章，將為各位介紹具有高防癌效果的食材。內容包括美國國立癌症研究所製作的「飲食金字塔（具防癌效果的食品）」中刊載的食物，以及在最近的研究中，被認為具有抗癌作用的食材，和自古以來被認為可維持健康的優質食材，請各位踴躍參考。此外，還有濟陽醫師每天必喝的蔬果汁。

各位可參考這些內容，選擇符合自身喜好的蔬果汁製作飲用。待養成習慣後，再利用當季蔬果自行變化，嘗試不同的風味。

重點
1

預防者每天飲用600mℓ以上，治療者每天飲用1.5～2ℓ

- 每天飲用蔬果汁，不但可達到防癌或避免復發的目的，也可提高治療效果。
- 配合身體狀況調整每次的飲用量。
- 喝多一點也無妨。蔬果汁除了有抗癌作用，還能預防生活習慣病（即生活形態所導致之疾病），提升免疫力。

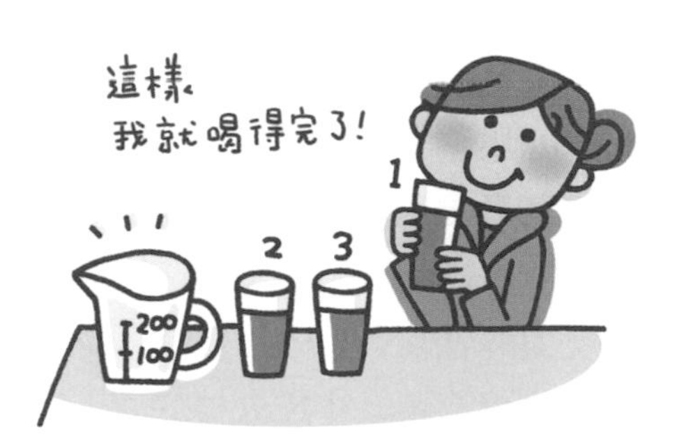
這樣
我就喝得完了!
1
2
3
200
100

重點
2

請選擇抗氧化作用強或具抗癌作用的蔬果

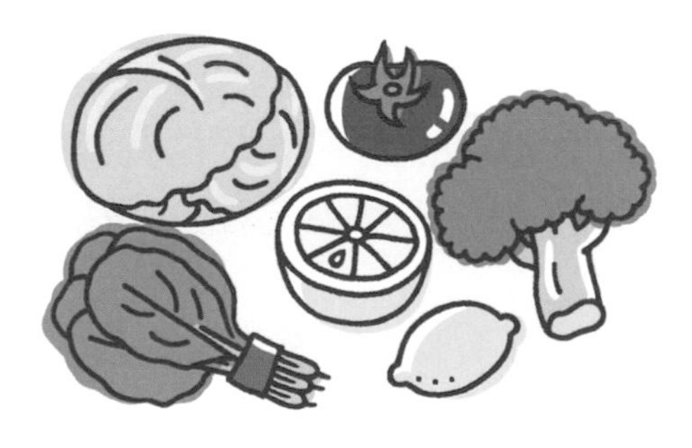

- 油菜科、芹科、茄科的蔬菜與柑橘類的水果富含抗氧化物質。
- 除了前面的10種推薦食材，活用第3章介紹的蔬果，更能有效提升抗癌作用。
- 為了維持長期飲用蔬果汁的習慣，選擇自己喜歡的蔬果很重要。

重點
3

活用當季的蔬菜水果

- 當季的蔬果比其他季節的蔬果含有更多的營養成分。
- 因為產量大，價格相對降低。
- 無農藥與有機栽培的蔬果，是最理想的選擇。

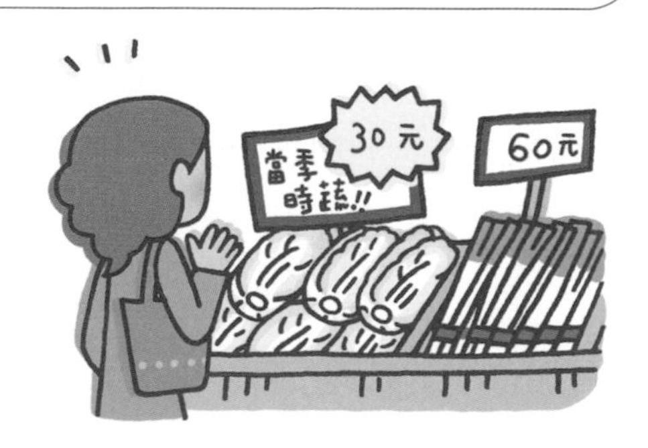
當季
時蔬!!
30元
60元

現榨蔬果汁的好處

蔬果汁就是要現榨即飲

既然目前市面上已經有很多純蔬菜或水果的飲品，為什麼還要自己製作呢？

抗氧化物質雖然具有防止體內氧化的抗氧化作用，但它**接觸到氧氣或是加熱**就會失去效用。為了讓身體有效率地吸收蔬果中的養分，直接飲用現榨的蔬果汁是最棒的方法。雖然有些水果（如奇異果、香蕉等）收成後，必須再放一段時間使其熟成，但大部分的水果收成後的抗氧化活性最高。低溫保存可抑制氧化，故購買後**沒有馬上吃的話，請放進冰箱保存**。另外，自來水中的氯也會破壞維生素C和抗氧化物質。

維生素C與抗氧化活性的調查實驗結果

為了解蔬果汁的成分，會因時間的經過產生怎樣的變化，特別委託東京農業大學國際農業開發系熱帶園藝研究室的小鹽海平副教授進行調查。實驗結果請見後文。

根據設定的條件製作蔬果汁，測量❶維生素C量、❷總酚含量（果汁中的抗氧化物質分量）、❸抗氧化活性隨著時間經過，會出現怎樣的變化。

透過實驗發現，與時間經過有著密切關係的是維生素C量，時間過得愈久量就愈少。為提供各位參考，另外準備了市售的蔬果汁及加熱處理後的蔬果汁，進行維生素C量的測量，結果是現榨蔬果汁的三分之一左右。

至於總酚含量和抗氧化活性，就不太受到時間經過的影響，但因水溶性維生素容易流失，最好還是現榨即飲。

實驗內容

- 使用果菜榨汁機製作蔬果汁，測量隨著時間經過❶維生素C量、❷總酚含量（果汁中的抗氧化物質分量）、❸抗氧化活性的變化。
- 單次使用的蔬果汁內容為：胡蘿蔔1根（160g）、高麗菜1／8個（200g）、青椒1／2個（17g）、蘋果1／2個（130g）榨成的汁，加上葡萄柚1／2個與檸檬1個的汁液150mℓ，以及蜂蜜2.5g。
- 為獲得高精準度的實驗結果，各個檢測都進行了3次，再尋求其平均值。

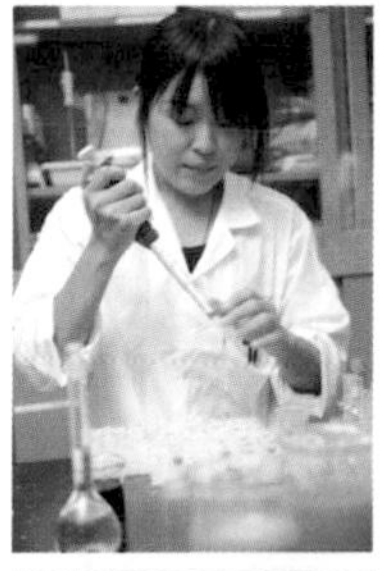

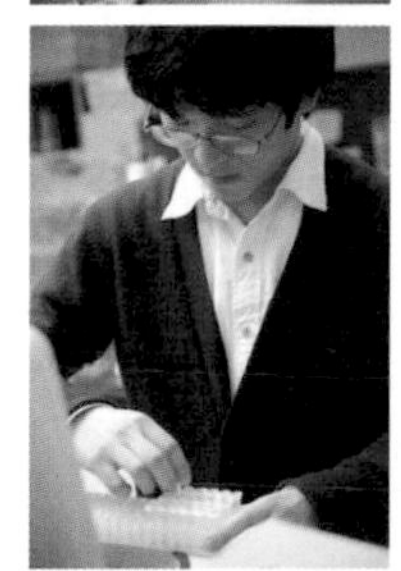

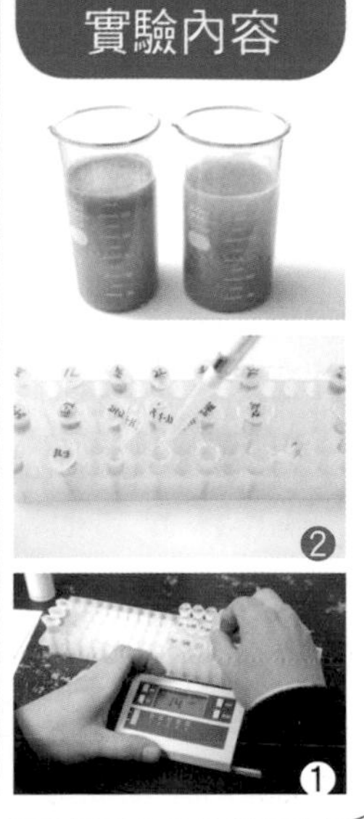

實驗方法與結果

❶維生素C量

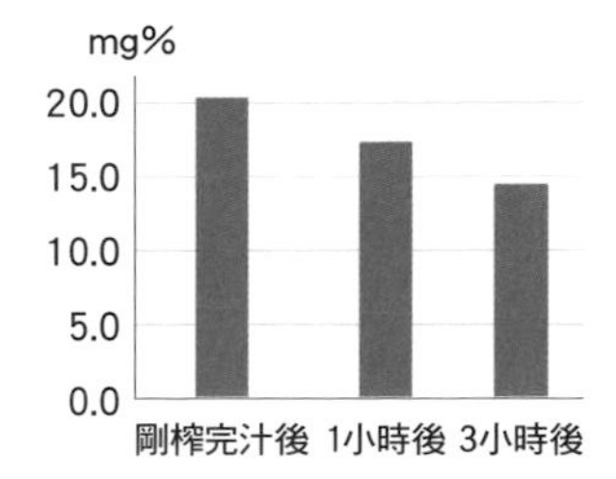

- 將蔬果汁倒入離心分離器，再使用小型反射式光度計系統測量離心之後，浮在上層的液體。
- 結果發現隨著時間經過，維生素C量不斷減少。

❷總酚含量

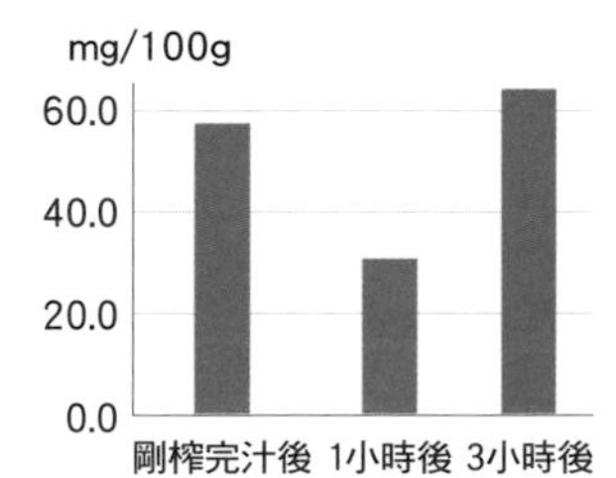

- 將蔬果汁中的總酚含量當作綠原酸相當量計算（Folin-Denis法）。酚類物質是水溶性抗氧化物質。100g的歐洲李約50mg、蘋果約30mg。
- 100g中約有55mg～70mg的酚類。隨著時間經過出現增減。

❸抗氧化活性

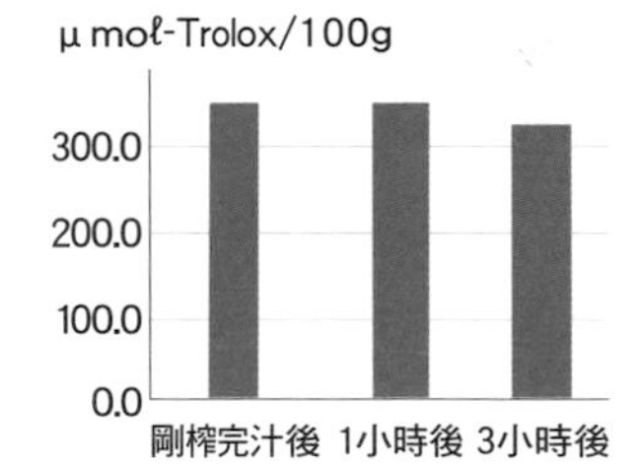

- 抗氧化活性是指使物質不氧化的能力。此次利用DPPH法（消除DPPH自由基能力）測量。
- 100g中約有350μmoℓ的抗氧化活性（DPPH活性）。時間的經過並未產生任何影響。主要食材的DPPH活性：100g的歐洲李約300μmoℓ、蘋果約270μmoℓ、番茄約200μmoℓ。

●實驗協助／小鹽海平副教授、九野里寬子小姐、秀島雄太先生（日本東京農業大學國際農業開發系熱帶園藝研究室）

濟陽式健康蔬果汁的作法

濟陽醫師每天必喝的蔬果汁

濟陽醫師多年來持續治療癌症病患，不斷研究治療方法，感受著蔬果汁對癌症治療是多麼具有效果，並且每天都會自己製作蔬果汁來飲用。他每天必喝的果汁，材料為蘋果1顆、葡萄柚2個、檸檬2個及1～2大匙的蜂蜜。再加上每週喝2～3次，由1／4個高麗菜、2根胡蘿蔔和1個青椒製成的蔬菜汁。蔬菜汁有時會添加小松菜（又稱日本油菜）、番茄、芹菜、花椰菜等當季的食材。

眾多的蔬果中，濟陽醫師最喜歡檸檬，他們一家人的食用量每月超過300個。因為如此熱愛檸檬，他還從廣島縣訂購了10株檸檬的樹苗，種在自家的庭院。雖然檸檬樹長得很快，但每棵樹苗只能結1～2個果實。不過用那些檸檬製成的果汁真的特別美味。

濟陽醫師**每天必喝500mℓ**，剩下的由家人分著喝。起初對蔬果汁的健康效果感到半信半疑的家人，因為不斷在癌症病患身上看到出現良好的效果，現在也都成為蔬果汁的擁護者。

濟陽醫師的午餐有時是優格和蘋果，有時是沙拉搭配水果。晚餐照常吃，但早、午餐必定攝取足夠的蔬果。

老花眼靠邊閃，再忙碌也精力充沛

除了固定的看診，濟陽醫師每天還得忙演講、邀稿、採訪等活動，然而這樣的他卻幾乎沒生過病。50歲過後他為了能繼續擔任執刀的外科醫師，改變飲食習慣以維持身體健康。因此即便他已年過60，仍舊沒有老花眼的問題。

蔬果的抗氧化作用，抑制了身體的老化。從濟陽醫師身上我們看到，**除了癌症病患，蔬果汁對健康的人來說也是好處多多**。

蔬果汁的材料

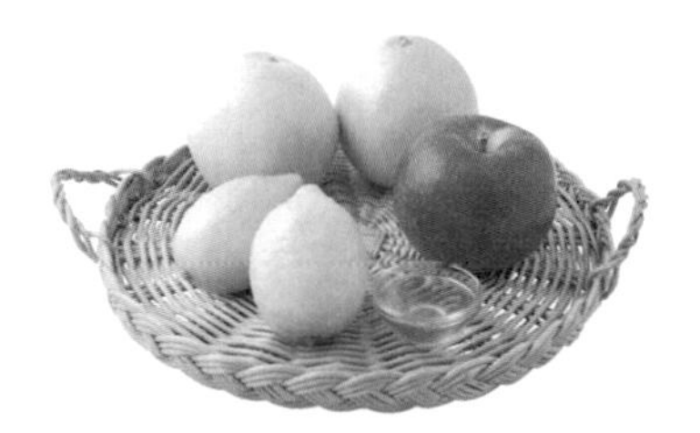

每天飲用的蔬果汁
蘋果1個、葡萄柚2個、檸檬2個、
蜂蜜1～2大匙

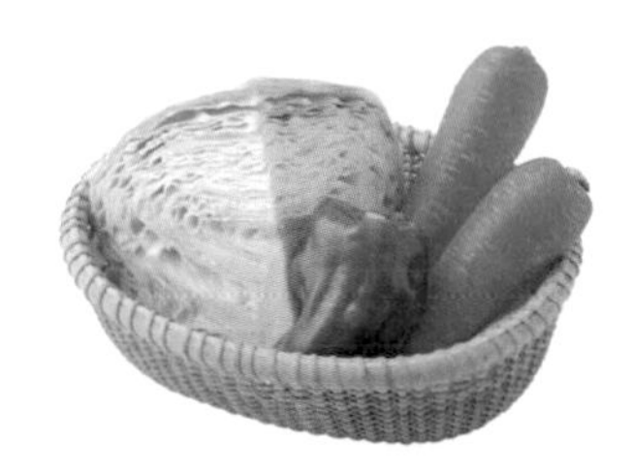

每週喝2～3次的蔬果汁
高麗菜1／4個、胡蘿蔔2根、青椒1個
（有時會再添加其他當季的時蔬）

蔬果汁的作法

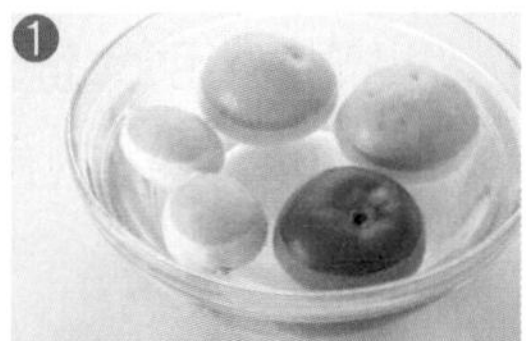

❶ 為去除果皮上殘留的農藥，前一晚先將水果浸泡於水中。

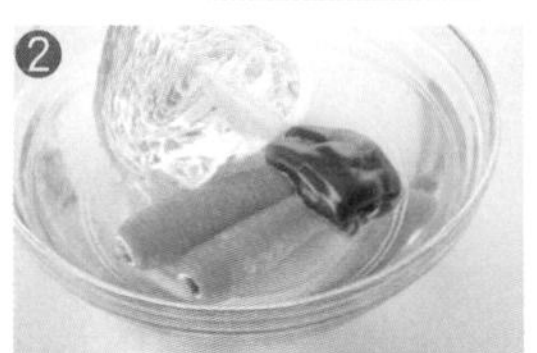

❷ 蔬菜也是如此。使用淨水可減少養分的流失。

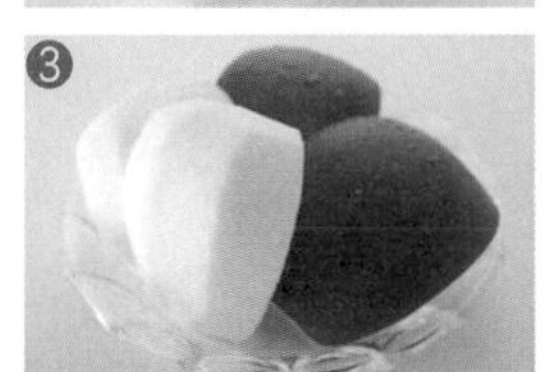

❸ 蘋果的皮只削一半，這是為了保留果皮中的多酚。

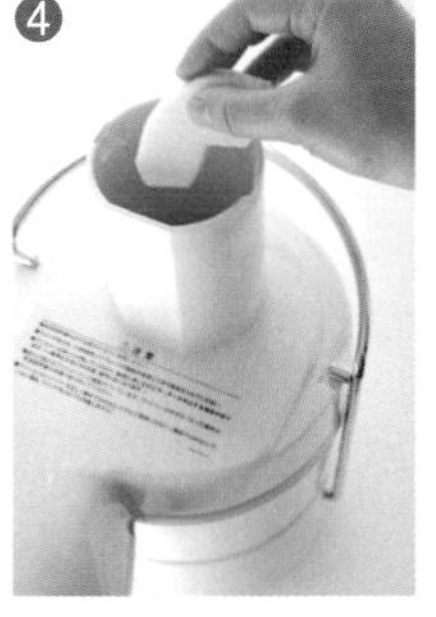

❹ 所有材料切成適當的大小，投入果菜榨汁機中榨成蔬果汁。

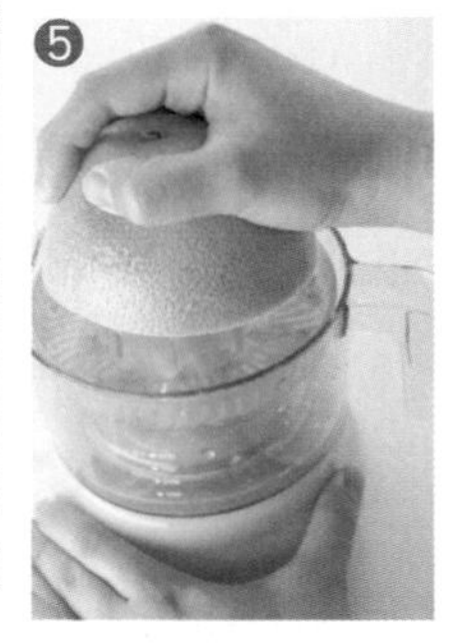

❺ 使用電動榨汁機或榨汁器將葡萄柚與檸檬擠出汁液。最後與步驟❹的蔬果汁混合均勻。

完成

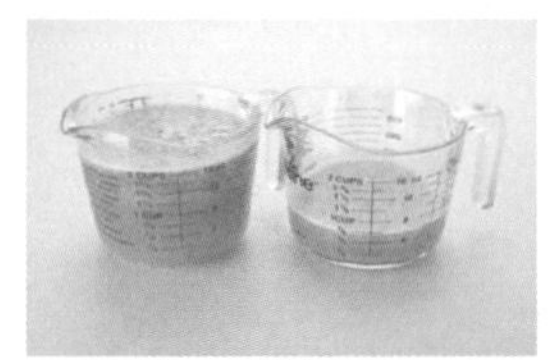

果汁　約500mℓ

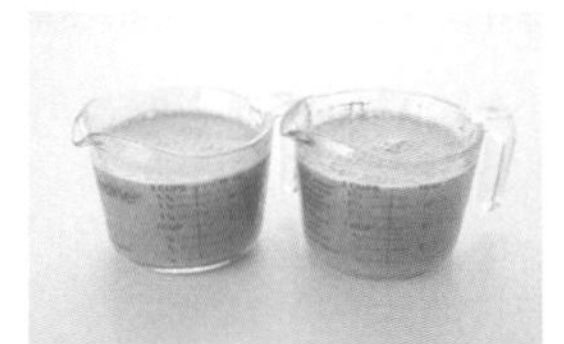

蔬果汁　約800mℓ

濟陽醫師每天早上固定喝500mℓ。

美味蔬果汁的製作重點

多花點時間事先準備就會變得更美味

雖然喝蔬果汁是為了健康，但因為每天都要喝，所以味道當然不能馬虎。

製作蔬果汁時請使用新鮮的蔬菜與熟成的水果。這麼一來蔬果就能發揮本身的甜味。此外，**使用當季的蔬果**不但營養豐富且風味佳，價格也比其他時期便宜，可說是好處多多。葉菜類蔬菜先浸水泡過保持爽脆感，整株蔬菜充滿水分，製成蔬果汁味道會更棒。

為避免誤食農藥，蔬菜與水果的皮最好去除，但果皮中卻也含有大量的養分。

所以**選用無農藥或有機栽培的蔬果連皮使用最為理想**，只不過價格也相對較高。選擇蔬果時，請依自身的喜好再來考慮其他因素。

食材的組合決定蔬果汁的味道

使用當季或自己喜歡的蔬果取代食譜的食材，可增加蔬果汁的變化。選擇替代食材時，重點在於使用同類的蔬果，如小松菜換成同為葉菜類蔬菜的青江菜，橘子換成同為柑橘類的柳橙。只要選擇味道較無太大差異的蔬果，基本上都不太會影響蔬果汁的味道。

此外，能讓蔬果汁變得更美味的就是蘋果和檸檬。這兩種水果的抗氧化作用高、防癌效果佳，又能讓蔬果汁的味道變得更好。加入蘋果會產生適度的酸味與甜味，使蔬果汁口感變得溫潤。加入檸檬會讓蔬果汁喝起來更爽口、更添清香。

自行調製蔬果汁時，先以喜歡的蔬菜加上蘋果、檸檬為底，再添加其他蔬果。

製作前的重點

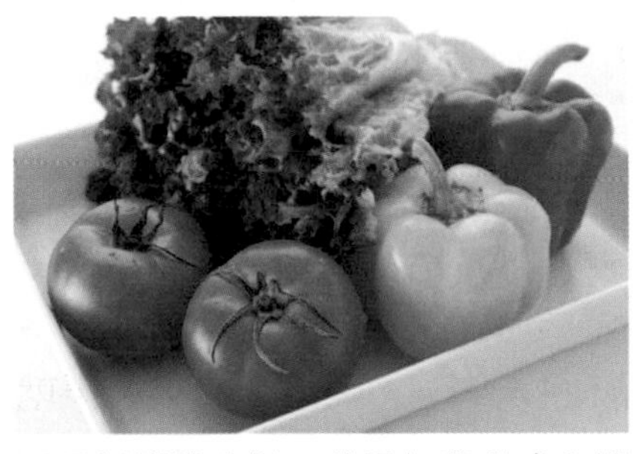

選用新鮮的食材。若是無農藥或有機栽培的當季蔬果更棒！

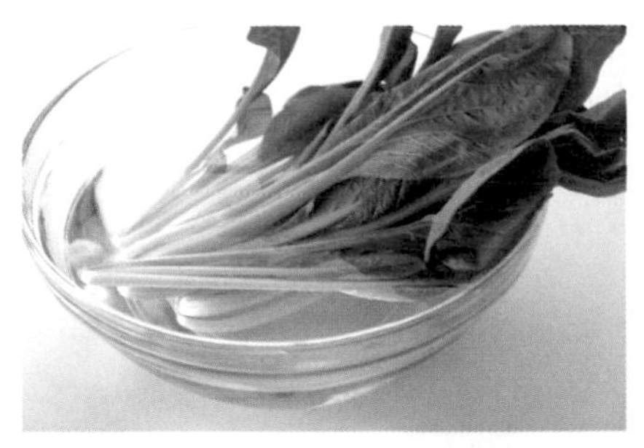

葉菜類蔬菜請先浸水保持爽脆感。

增添美味的食材

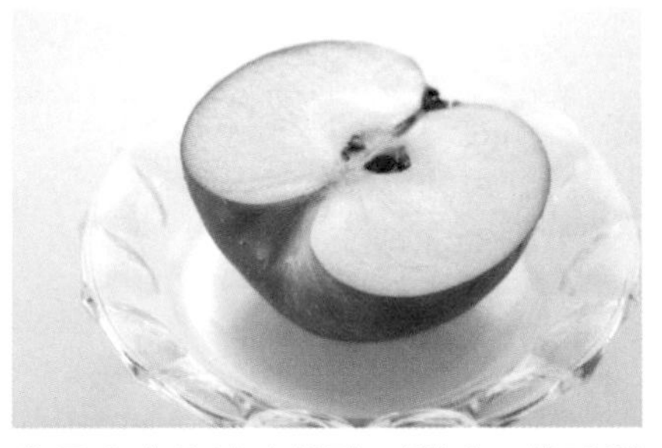

蘋果會產生適度的酸、甜味，使味道變得溫潤，而且具抗氧化作用。

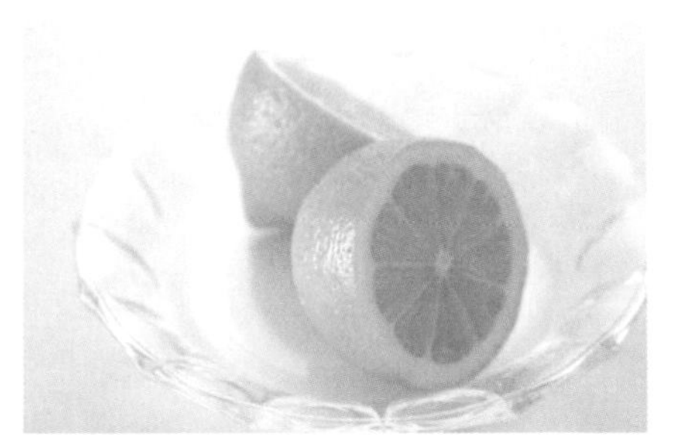

檸檬的酸讓蔬果汁喝起來更爽口、清香，每天最好攝取2個。

現榨即飲

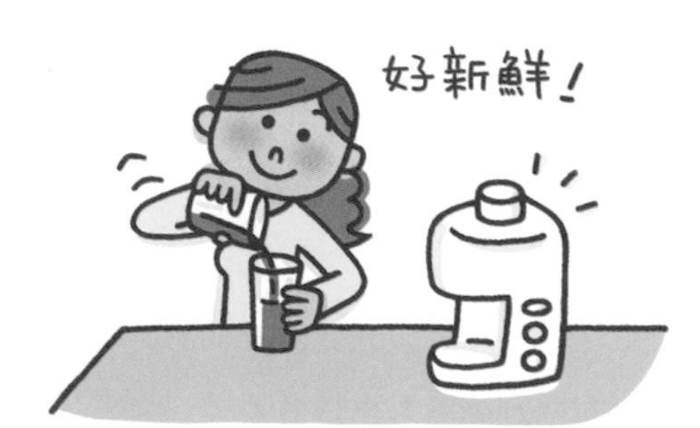

為了兼顧營養與美味，現榨即飲效果最好。

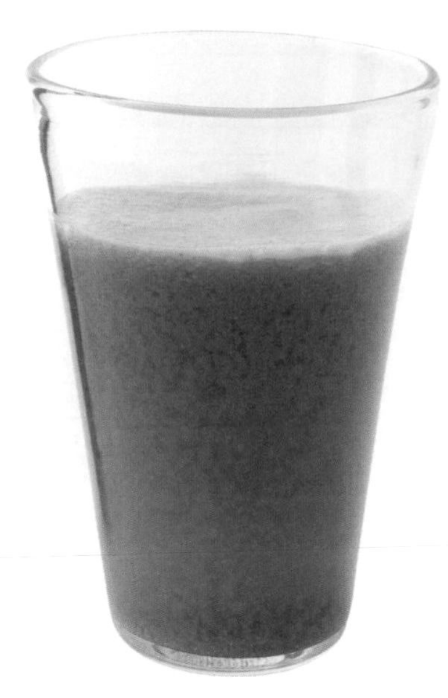

基本的蔬果汁

綠色蔬果汁
最好每天都喝，防癌必飲的蔬果汁

基本款的綠色蔬果汁，是以具高防癌效果的小松菜（日本油菜），以及高麗菜為底製成。加入蘋果和檸檬，可消除綠色蔬菜特有的氣味、苦味，喝起來更順口。因為富含胡蘿蔔素、維生素C，可說是健康蔬果汁的代表。綠色蔬菜會使身體冷卻，故冬季或體質易寒的人，可加薑一起飲用。

黃綠色蔬菜含有大量的胡蘿蔔素

【材料】（約200mℓ）

小松菜……………………30g
高麗菜…………………100g
蘋果……………………100g
檸檬………………………1個

【作法】

❶小松菜洗淨後切除根部。蘋果皮仔細清洗，去芯、保留一半的果皮，並切成適當的大小。
❷檸檬仔細清洗後對半橫切，以榨汁器擠汁。
❸將所有材料（檸檬除外）放進果菜榨汁機內。小松菜自根部放入，高麗菜捲起後放入。最後與❷的檸檬汁拌勻即可。

食材效用

■高麗菜
含有具抗癌作用的異硫氰酸酯及過氧化酵素，維生素C含量也很高，可抑制活性氧的危害。

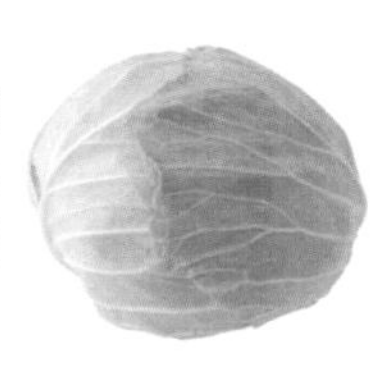

■檸檬
富含維生素C，具強烈的抗氧化作用。檸檬酸有助礦物質的吸收，對抗癌、提升免疫力都有不錯的效果。

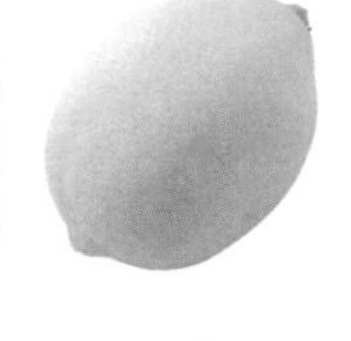

■小松菜（日本油菜）
胡蘿蔔素與維生素C的含量豐富，且含有使檸檬酸循環順暢的維生素B群。也具有抗癌功效。

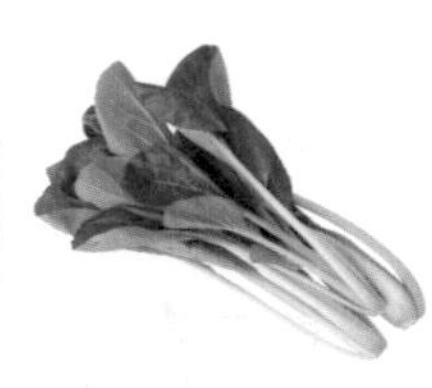

■蘋果
豐富的多酚與果膠有極佳的防癌效果，可調整腸內環境，對提升免疫力也有很大幫助。

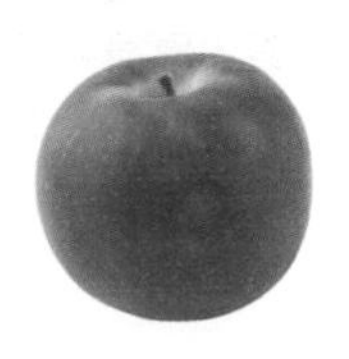

換個食材，變化口味（小松菜的代用）

將基本綠色蔬果汁中的小松菜換成同類的別種蔬菜，使蔬果汁變化出新風味。除了本頁介紹的食材，也可使用當季或自己喜歡的蔬果自行調製蔬果汁。

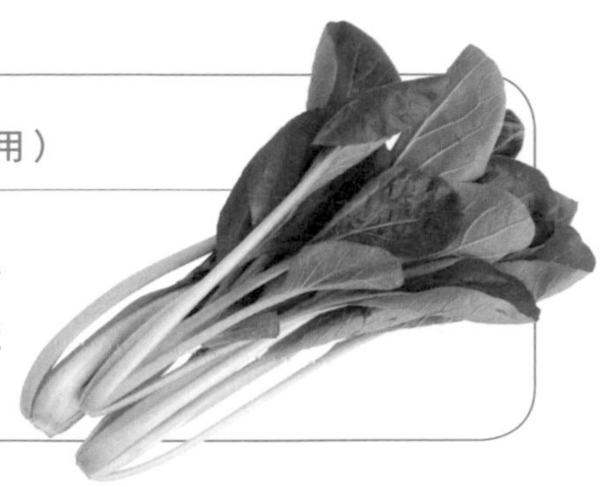

花椰菜 60g

【作法】
先浸水確實去除髒污，分成小塊放入果菜榨汁機。加入1小匙薑汁，會使得蔬果汁變得更美味。

【食材效用】
含有具抗癌作用的異硫氰酸鹽，胡蘿蔔素與維生素B群也十分豐富。

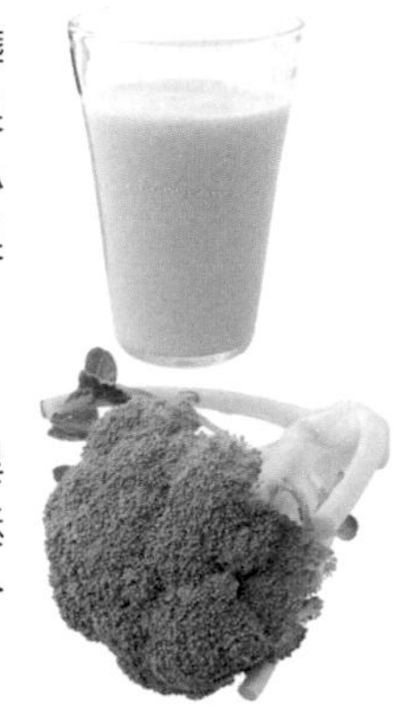

水芹 50g

【作法】
洗淨並瀝乾水分，自根部慢慢放入果菜榨汁機。

【食材效用】
含有豐富的胡蘿蔔素與維生素C，抗氧化作用高。辛辣成分的芥子苷，可有效提高免疫力。

茼蒿 50g

【作法】
洗淨後用高麗菜葉包起來放進果菜榨汁機。某些果菜榨汁機可連莖一起放入。

【食材效用】
含大量的維生素B群，可活絡檸檬酸循環，富含抗癌與提升免疫力的胡蘿蔔素。

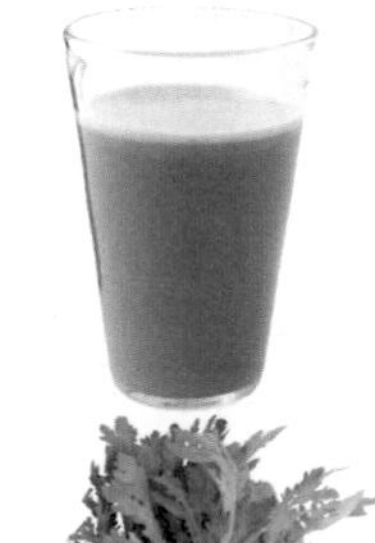

國王菜 50g

【作法】
仔細去除水氣，將葉片摘下揉成團後放入果菜榨汁機。

【食材效用】
含有大部分的植物性營養成分，具抗癌作用，可提升免疫力。胡蘿蔔素含量（100g中有10000μg）為蔬菜之首。

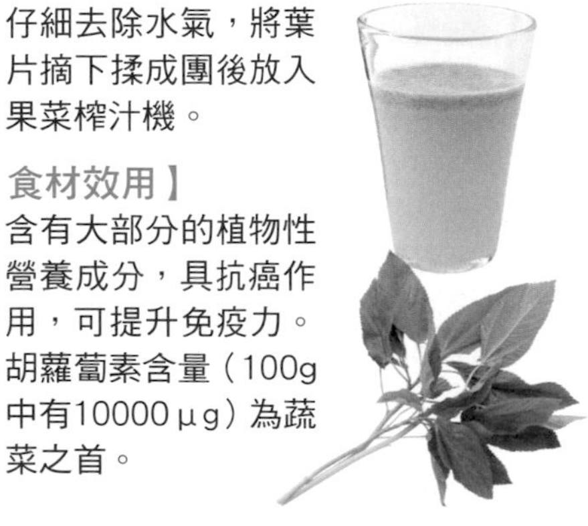

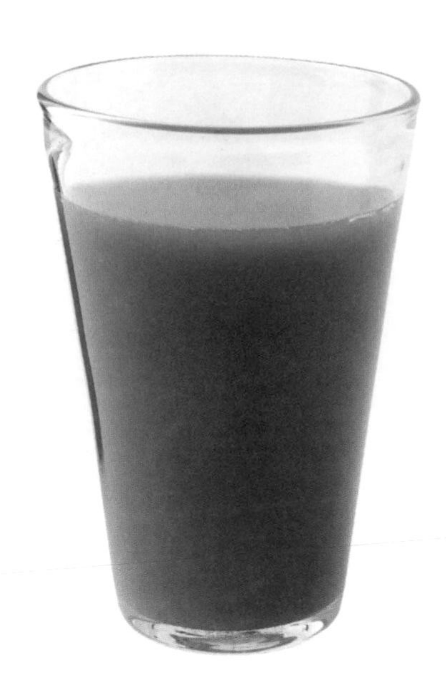

青汁蔬果汁
巧妙運用健康蔬果的「青汁」

利用市售的青汁就能輕鬆製作蔬果汁。青汁是指綠色蔬菜、野草、樹葉榨取而成的汁液總稱，當中又以維生素含量最多的芥藍汁為主。目前市面上的青汁種類很多，但建議各位選擇維生素流失較少，瞬間冷凍處理的商品，配合當季水果一起飲用相當順口。

基本的蔬果汁

維持健康&防癌的得力助手

【材料】（約200mℓ）

青汁……………………100mℓ
橘子……………………250g

【作法】

❶將青汁解凍或使用粉末包，以等量的水溶解（調成可飲用的狀態）。
❷橘子對半橫切，用榨汁器榨汁。
❸將❶與❷混合均勻。

食材效用

■橘子

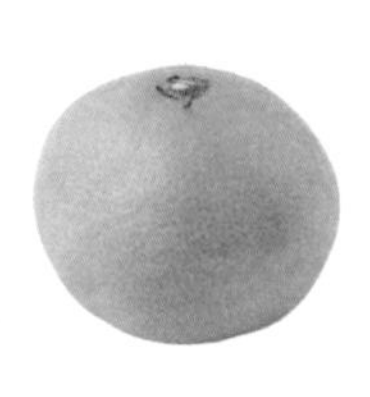

含有比隱黃質（胡蘿蔔素之一）的抗氧化作用更高的物質。經由動物實驗，確定具有防癌效果，果膠含量也很豐富。

■青汁

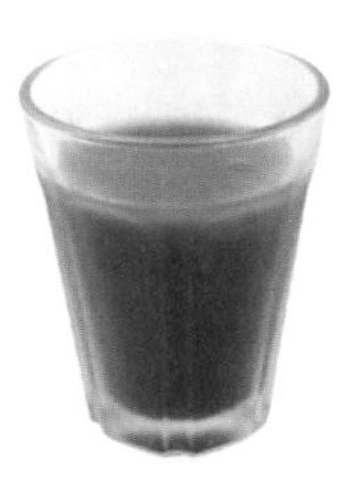

多數的青汁都含有芥藍。抗氧化物質豐富可促進健康且防癌效果佳。建議選擇養分在未受到破壞的狀態下（瞬間冷凍或冷凍乾燥處理的粉末等）保存處理的商品。

一般的上班族，從出門上班到下班回家的這段時間，不容易喝到現榨的蔬果汁。這時候青汁就能派上用場。可將富含抗氧化物質的青汁拿來代替蔬果汁。但請選擇養分流失較少，瞬間冷凍或冷凍乾燥處理的粉末包。若公司備有冰箱，就選擇瞬間冷凍的青汁，如果沒有，就購買粉末包再以礦泉水溶解飲用。

換個食材，變化口味（橘子的代用）

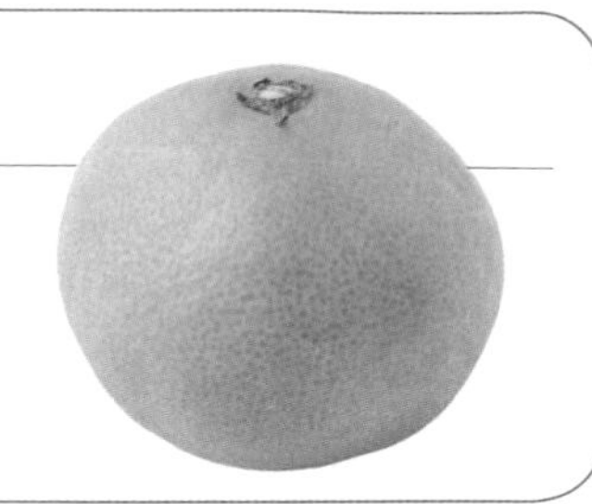

若直接飲用青汁口感會稍嫌澀口，但加入水果後就變得美味許多。以下介紹幾種方便取得、適合搭配青汁的水果。
依水果的種類可再添加礦泉水或蜂蜜。

檸檬　2個

【作法】
對半橫切，用榨汁器榨汁，混合青汁，加入100mℓ的礦泉水。

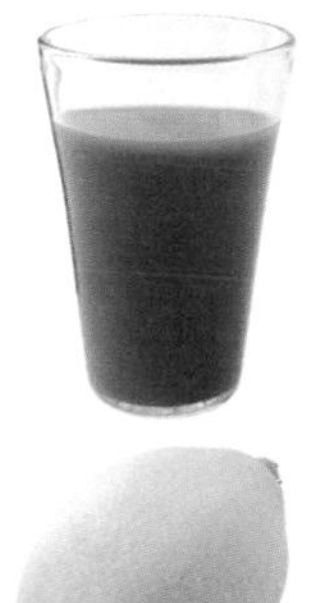

【食材效用】
強烈的抗氧化作用。檸檬酸有助礦物質的吸收，對提升免疫力有不錯的效果。

草莓　60g

【作法】
去蒂後洗淨，去除水氣放進果菜榨汁機，與青汁混合。還可依個人喜好加入蜂蜜。

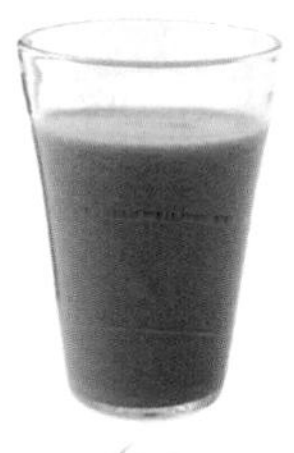

【食材效用】
富含維生素C，可提高免疫力、具防癌效果，果膠含量也十分豐富，可調整腸內的環境。

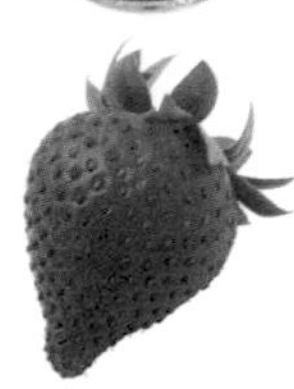

蘋果　140g

【作法】
果皮仔細洗淨、切成適當的大小，去芯並保留一半的果皮，放入果菜榨汁機，再與青汁混合。

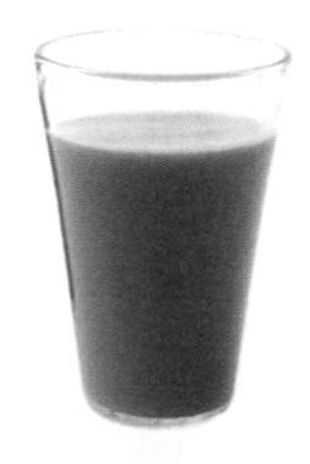

【食材效用】
豐富的多酚與果膠有極佳的防癌效果，可調整腸內環境，對提升免疫力也有幫助。

柿子　50g

【作法】
仔細洗淨後去皮、切成適當的大小並去籽，放入果菜榨汁機，與青汁混合。加入檸檬汁（1顆的量）喝起來會更順口。

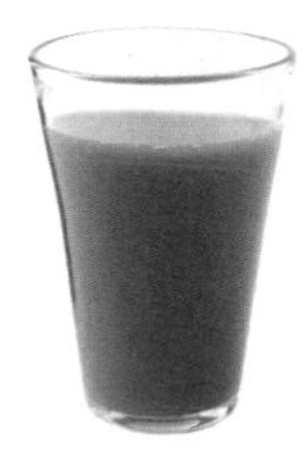

【食材效用】
含有高抗氧化作用的隱黃質、胡蘿蔔素及果膠，可提升免疫力，具抗癌作用。

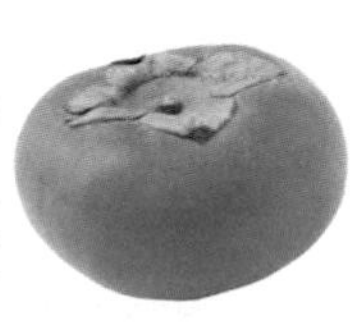

●柿子會使身體降溫，故體質易寒、容易腹瀉的人最好避免，或加入薑、肉桂一起飲用。

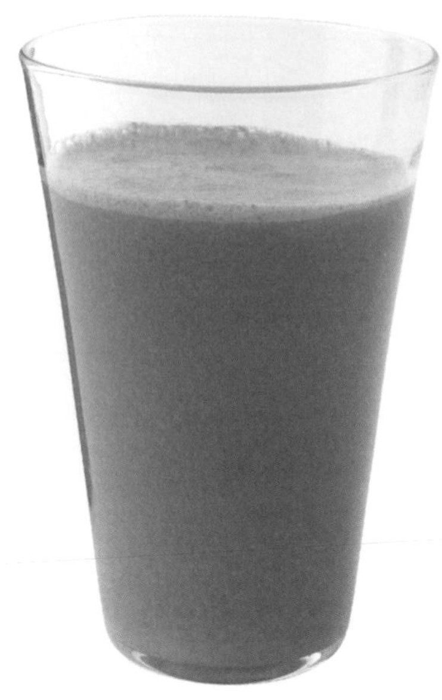

基本的蔬果汁

豐富的胡蘿蔔素可提高免疫力、改善癌症體質

【材料】(約200mℓ)
胡蘿蔔……………………100g
高麗菜……………………50g
蘋果………………………100g
檸檬………………………1個

【作法】
❶先將所有蔬果仔細洗淨。胡蘿蔔削皮後切成適當的大小。蘋果去芯，保留一半的果皮、切成適當的大小。
❷檸檬洗淨後對半橫切，用榨汁器榨汁。
❸將所有食材（檸檬除外）放入果菜榨汁機。高麗菜捲起後再放進果菜榨汁機。與檸檬汁混合均勻。

胡蘿蔔汁
葛森療法主力的防癌蔬菜汁

胡蘿蔔富含胡蘿蔔素，自古以來就被認為，有助於預防疾病與提升免疫力。在葛森博士發表了胡蘿蔔汁具有防癌效果的研究後，讓它開始受到關注。起初葛森博士是為了結核病的治療，才建議病患飲用胡蘿蔔汁，沒想到卻發現它同時治療了癌症，於是開始展開研究。胡蘿蔔汁是改善癌症體質的最佳幫手。

食材效用

■高麗菜
含有具抗癌作用的異硫氰酸酯及過氧化酵素，維生素C含量也很高，可抑制活性氧的危害。

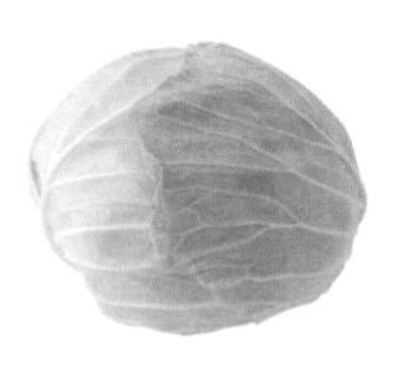

■檸檬
富含維生素C，具強烈的抗氧化作用。檸檬酸有助礦物質的吸收，對抗癌、提升免疫力都有不錯的效果。

■胡蘿蔔
富含高抗氧化作用，可提高免疫力的胡蘿蔔素。同時也擁有大量可穩定血壓的鉀及高抗氧化作用的維生素C。

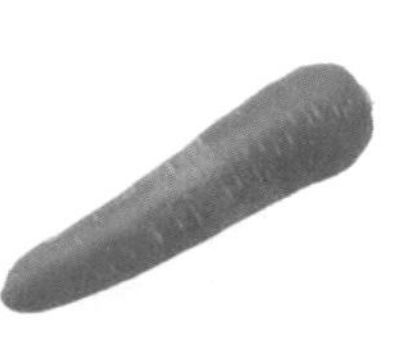

■蘋果
豐富的多酚與果膠有極佳的防癌效果，可調整腸內環境，對提升免疫力也有很大的幫助。

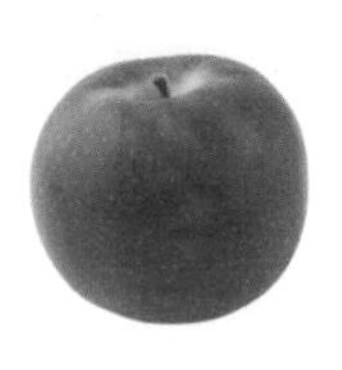

換個食材，變化口味(高麗菜、蘋果的代用)

將胡蘿蔔汁中的高麗菜或蘋果換成其他蔬果，變化出新風味。也可配合自身的身體狀況選用食材。使用當季的蔬果，可讓蔬果汁變得更加美味。

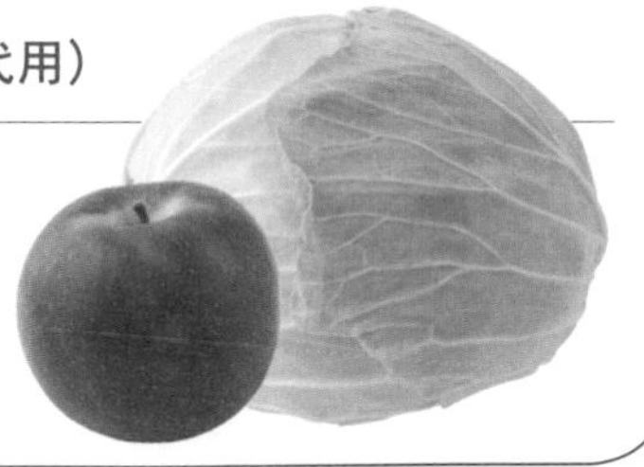

花椰菜（高麗菜的代用） 80g

【作法】
先浸水確實去除髒污，分成小塊放入果菜榨汁機。

【食材效用】
含有具抗癌作用的異硫氰酸鹽，胡蘿蔔素與維生素B群也很豐富，可提升免疫力、具抗癌作用。

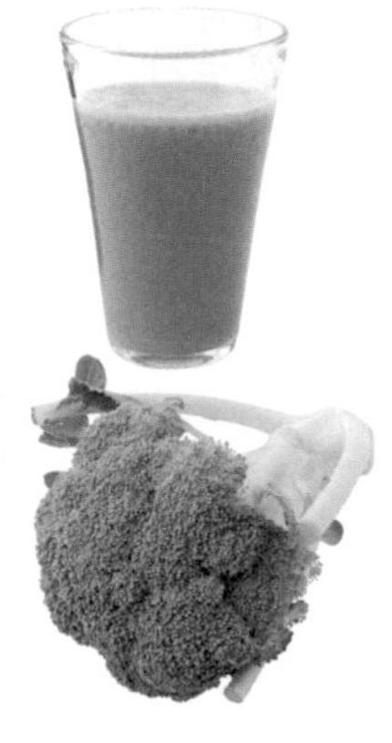

蘆筍（高麗菜的代用） 75g

【作法】
仔細洗淨，切成適當的長度後放入果菜榨汁機。

【食材效用】
含有維生素C、天門冬氨酸、芸香素，可提升免疫力，具抗癌作用、預防高血壓與動脈硬化等多種健康功效。

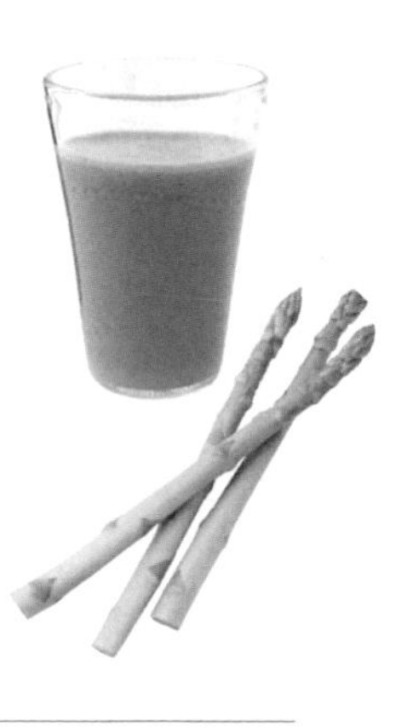

彩椒(紅)（高麗菜的代用） 80g

【作法】
將彩椒切成四等分，去蒂與籽後放入果菜榨汁機。

【食材效用】
彩椒是青椒的一種。紅椒的胡蘿蔔素更豐富，維生素C、維生素E的含量也很多，具抗癌作用。

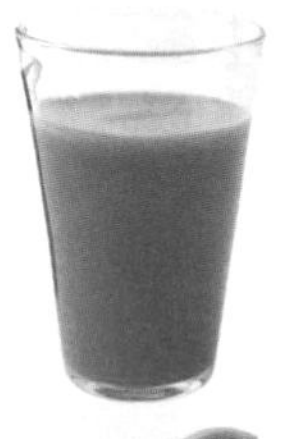

葡萄（蘋果的代用） 100g

【作法】
選用巨峰、Bailey-A葡萄等顏色較深的品種。仔細洗淨後切成一半，去籽並保留果皮放入果菜榨汁機。有些果菜榨汁機可直接將整串葡萄放入榨汁。

【食材效用】
顏色較深的品種含有高抗氧化作用的花青素。由於果皮部分較多，選擇無農藥的葡萄就可以連皮一起使用。若擔心農藥殘留，清洗時可用鹽搓洗。

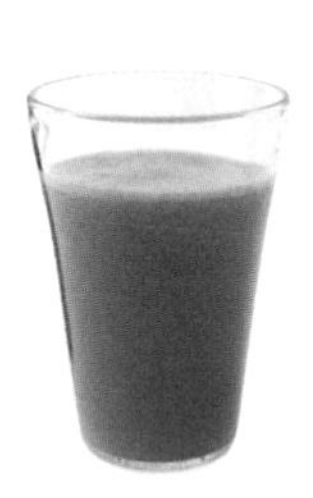

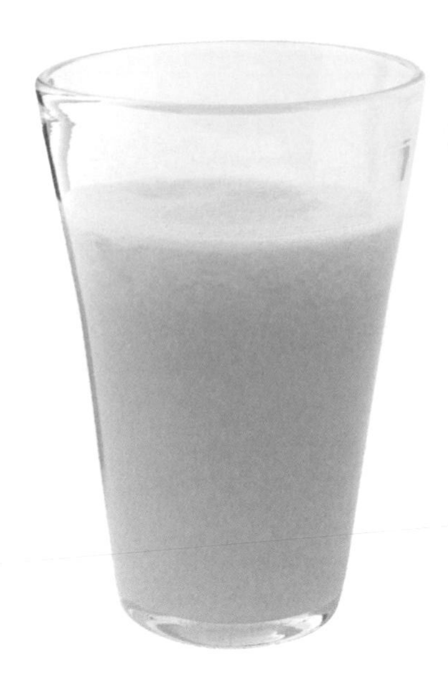

基本的蔬果汁

抗氧化作用的最強組合，
每天飲用最理想

【材料】（約200mℓ）
檸檬……………………………2個
葡萄柚…………200g（1／2個）
蘋果……………………………100g
蜂蜜……………………………1大匙

【作法】
❶將所有水果仔細洗淨。蘋果去芯、保留一半的果皮，切成適當大小後，放入果菜榨汁機。
❷檸檬與葡萄柚對半橫切，用榨汁器榨汁。
❸把❶與❷混合，加入蜂蜜後拌勻。

綜合果汁

水果的酸味即檸檬酸，使用當季水果美味又補充營養

水果中含有大量可穩定血壓的鉀，近年來還有主張為了健康每天攝取200g水果的說法。水果的酸味來自於檸檬酸，這種成分可活絡檸檬酸循環，對防癌有所幫助。此外，各種水果中也都有著有益健康的成分。

使用當季的水果就能作出非常美味的果汁。

食材效用

■葡萄柚

富含維生素C，可提升免疫力，有助於消除疲勞。因果皮上易殘留農藥，請仔細洗淨後再使用。

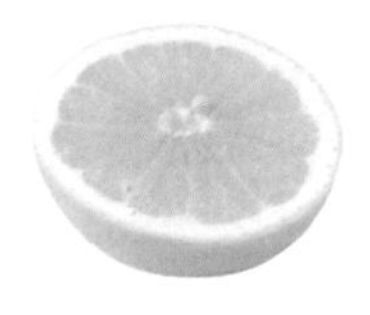

■蜂蜜

滋養強壯效果佳。除了維生素K還含有乳酸、琥珀酸等，可提升免疫力。使用的量依水果的甜度做調整。

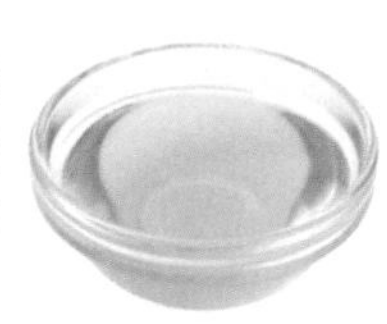

■檸檬

富含維生素C，具強烈的抗氧化作用。檸檬酸有助礦物質的吸收，對抗癌、提升免疫力都有不錯的效果。

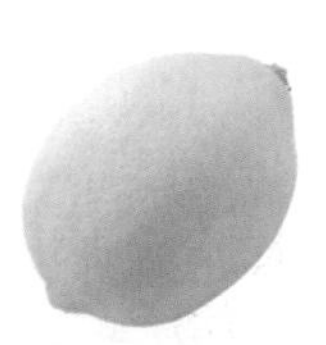

■蘋果

豐富的多酚與果膠有極佳的防癌效果，可調整腸內環境，對提升免疫力也有很大幫助。

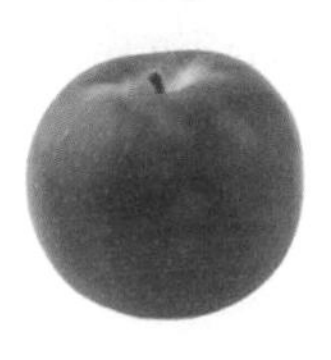

換個食材，變化口味（蘋果、葡萄柚的代用）

水果的甜度與酸度會隨季節而異，使用蜂蜜調配成喜歡的口味。當季水果的甜度很高。有些果菜榨汁機不適用香蕉、奇異果等水果，榨汁前請多留意。

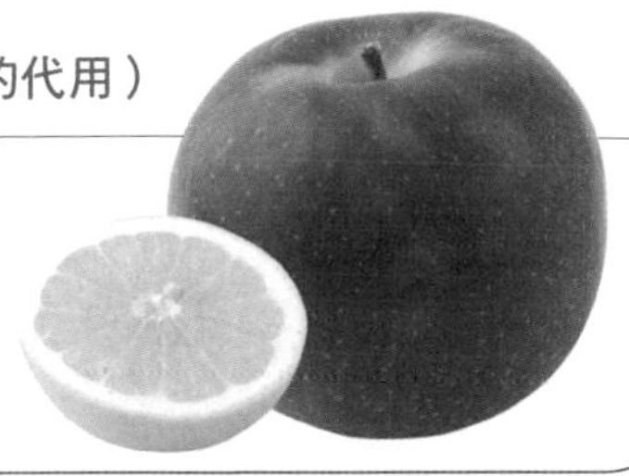

柿子（蘋果的代用） 100g

【作法】
仔細洗淨後去皮，切成適當的大小並去籽。直接連皮放入果菜榨汁機也可以。

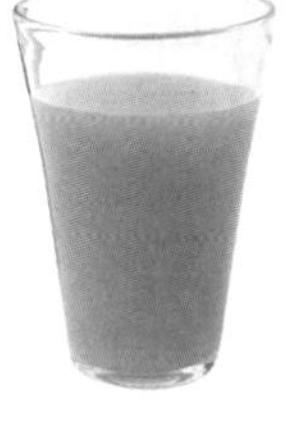

【食材效用】
含有高抗氧化作用的隱黃質、胡蘿蔔素及果膠，可提升免疫力、具抗癌作用。

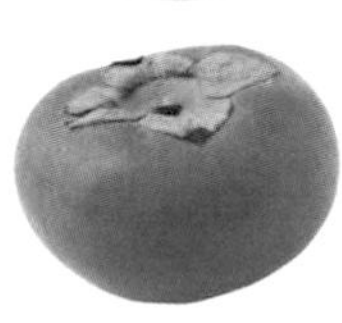

●柿子會使身體降溫，故體質易寒、容易腹瀉的人最好避免，或加入薑、肉桂一起飲用。

橘子（蘋果的代用） 130g

【作法】
對半橫切，用榨汁器榨汁。

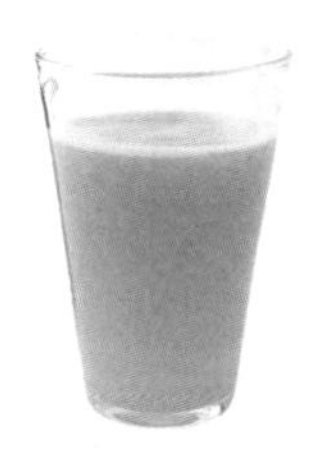

【食材效用】
連皮在內的整個果子裡，含有比隱黃質（胡蘿蔔素之一）更高的抗氧化物質。

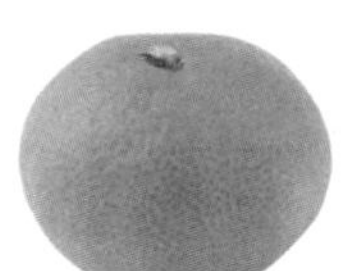

草莓（蘋果與葡萄柚的代用） 200g

【作法】
去蒂後洗淨，去除水氣放進果菜榨汁機。還可依個人喜好加入檸檬汁或蜂蜜。

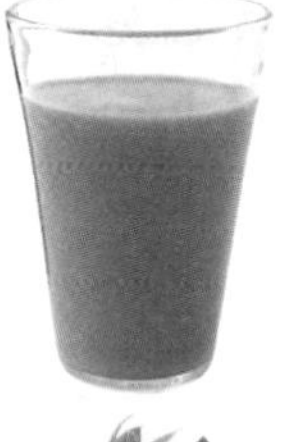

【食材效用】
富含維生素C，可提高免疫力、具防癌效果，果膠含量也很多，可改善腸內的整體環境。

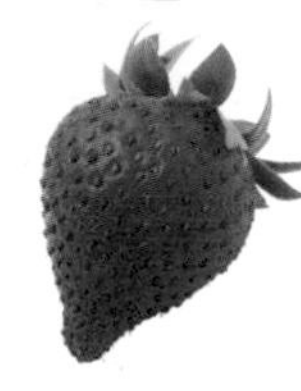

哈蜜瓜（蘋果與葡萄柚的代用） 100g

【作法】
去除籽與皮後切成適當的大小，放入果菜榨汁機。換成西瓜也可以。

【食材效用】
橘肉的哈蜜瓜富含胡蘿蔔素，維生素C含量也很多，很適合腸胃弱或體力不佳的人食用。

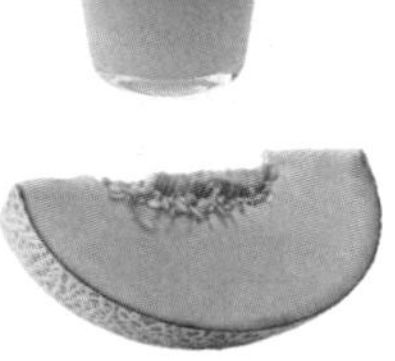

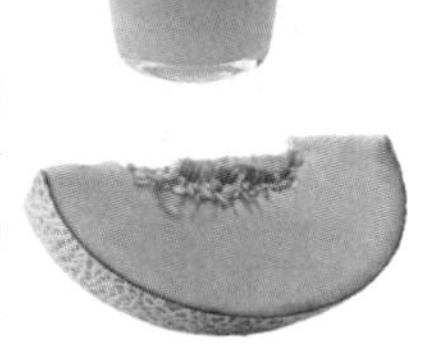

●哈蜜瓜會使身體降溫，故體質易寒、容易腹瀉的人最好避免，或加入薑、肉桂一起飲用。

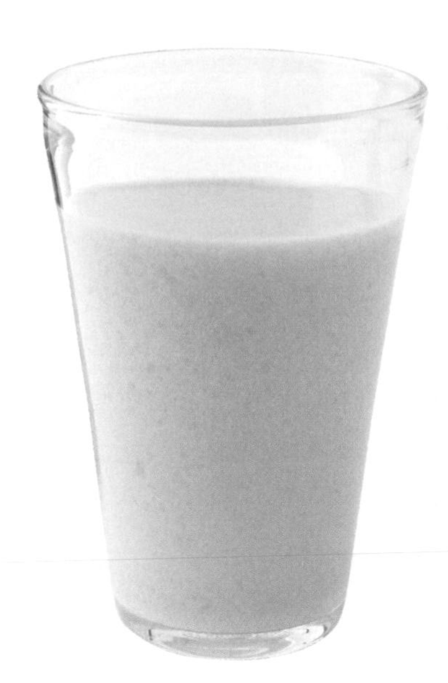

基本的蔬果汁

優格果汁

調整腸內環境，提高免疫力的果汁

優格中含有豐富的乳酸菌。乳酸菌可改善腸內環境，並防止壞菌的繁殖。以防癌為目的者，每天請攝取300g的優格。除了直接食用以外，還可以加入水果製成果汁，不但能輕鬆攝取維生素，也使得味道有了更多元的變化。偶爾製成果汁試試看吧！

與水果的酸味和甜味形成完美的搭配

【材料】（約200mℓ）

原味優格……………………100g
歐洲李(生)………………大2個
(歐洲李濃縮液則是1～2大匙)
柳橙……………………約1／2個
蜂蜜…………………………1大匙

【作法】

❶歐洲李仔細洗淨後對半切開並去籽，放入果菜榨汁機。
❷柳橙用榨汁器榨汁。
❸將❶與❷混合，加入蜂蜜、優格後拌勻。

換個食材，變化口味
（歐洲李、柳橙的代用）

藍莓	100g
草莓	100g

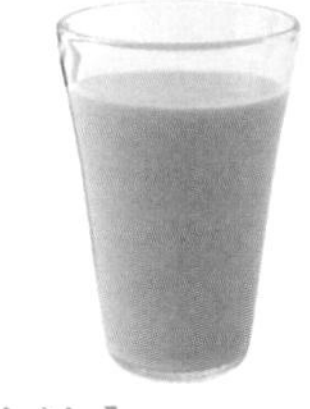

【作法】
兩種莓果仔細洗淨後瀝乾水分。草莓去蒂、藍莓則直接放入果菜榨汁機。

【食材效用】
草莓富含維生素C。藍莓含有高抗氧化作用的花青素。

黃桃(生)	1／2個
歐洲李	2個

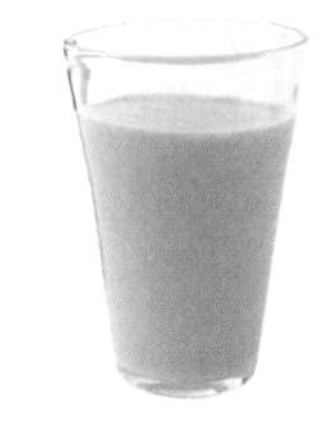

【作法】
歐洲李、黃桃皆對半縱切，去皮與籽後切成適當的大小，放入果菜榨汁機。

【食材效用】
黃桃富含胡蘿蔔素。歐洲李含有高抗氧化作用的花青素。

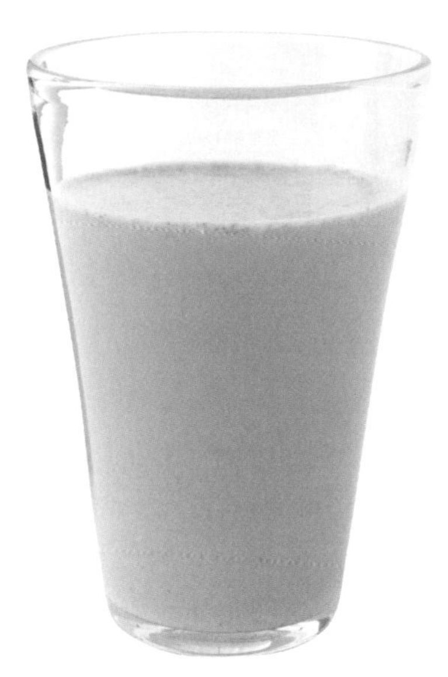

基本的蔬果汁

豆漿蔬果汁

預防乳癌、前列腺癌的推薦蔬果汁

由黃豆製成的豆漿，其所含的大豆異黃酮，是與我們體內性荷爾蒙相似的物質。

目前已有研究指出，適度地攝取可預防乳癌與前列腺癌，且因具預防動脈硬化的功效，成為相當受歡迎的健康飲品。

購買時，請別選加糖或添加其他營養成分的調整豆漿，而是選無糖的純豆漿。

在人氣健康飲品的豆漿內加入蔬菜水果

【材料】（約200mℓ）

豆漿……………………100g
蘋果……………………80g
胡蘿蔔…………………100g
白芝麻粉………………1大匙

【作法】

❶先將胡蘿蔔和蘋果仔細洗淨，胡蘿蔔切成適當的大小，蘋果去芯、保留一半的果皮並切成適當的大小。

❷把❶的材料放入果菜榨汁機內，再與豆漿及白芝麻粉充分拌勻。

●白芝麻粉含有抗氧化物質的芝麻素，具抗癌作用。

換個食材，變化口味
（蘋果、胡蘿蔔的代用）

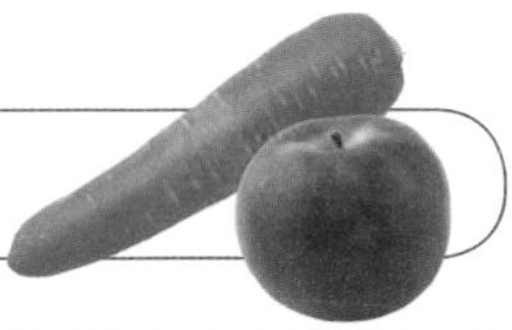

高麗菜	100g
蘋果	80g

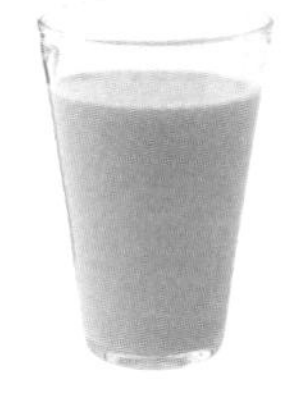

【作法】

蘋果的處理方法和基本果汁的步驟相同，高麗菜捲起後再放入果菜榨汁機。

【食材效用】

高麗菜含有抗癌作用的異硫氰酸酯及過氧化酵素，維生素C的含量也很多，可抑制活性氧的危害。

哈蜜瓜	50g
胡蘿蔔	80g

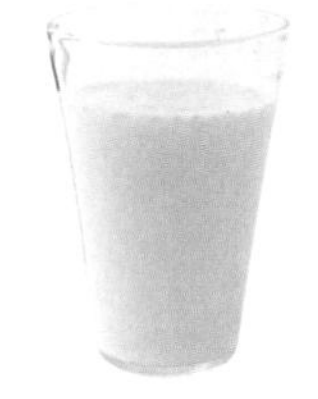

【作法】

胡蘿蔔的處理方法和基本果汁的步驟相同，哈蜜瓜去皮與籽後切成適當的大小，放入果菜榨汁機。換成西瓜也可以。

【食材效用】

橘肉的哈蜜瓜富含胡蘿蔔素，維生素C的含量也很多。

春季蔬果汁

在新芽吐綠的季節獲得滿滿活力

春天是各種植物開始發芽的季節。雖然此時的當季蔬果有些帶有特殊氣味，但卻也洋溢著度過寒冬的生命力。

蘆筍、花椰菜等春季蔬菜，芽（頂端）部分含有具抗癌作用的物質。那初冒的新芽，或許隱藏著養分之外的神秘能量。

多數的春季蔬菜都帶有苦澀味，請盡量選擇苦澀味較少的種類。

❶萵苣蔬果汁

【材料】（約200mℓ）

萵苣……180g
西洋芹……100g
百里香葉……1／2小匙
檸檬……1個

【作法】

❶先將所有蔬菜仔細洗淨。把百里香葉包覆在萵苣葉內，西洋芹切成適當的大小，各自放入果菜榨汁機打碎。
❷檸檬擠汁後與❶混合拌勻。

❷蘆筍蔬果汁

【材料】（約200mℓ）

蘆筍……90g
高麗菜……180g
葡萄柚……1／2個
檸檬……1個

【作法】

❶先將蔬菜仔細洗淨。蘆筍切成適當的大小，高麗菜葉捲起後各自放入果菜榨汁機打碎。
❷葡萄柚和檸檬擠汁備用。
❸把葡萄柚汁和檸檬汁加入❶內拌勻。

❸草莓蔬果汁

【材料】（約200mℓ）

草莓……100g
高麗菜……150g
荷蘭芹……20g
檸檬……1個

【作法】

❶高麗菜與荷蘭芹仔細洗淨並瀝乾水分。草莓去蒂、洗淨後擦乾水氣。把荷蘭芹包在高麗菜葉內，各自放入果菜榨汁機打碎。
❷檸檬擠汁備用。
❸把檸檬汁加入❶內混合拌勻。

❹油菜花蔬果汁

【材料】（約200mℓ）

油菜花……70g
奇異果……2個
伊予柑（柳橙也可以）……1／2個
薑……15g

【作法】

❶將油菜花仔細洗淨。奇異果去皮，伊予柑擠汁備用，薑磨成泥。
❷把油菜花和奇異果放入果菜榨汁機，再與伊予柑汁和薑泥混合拌勻。可依個人喜好加入蜂蜜調味。

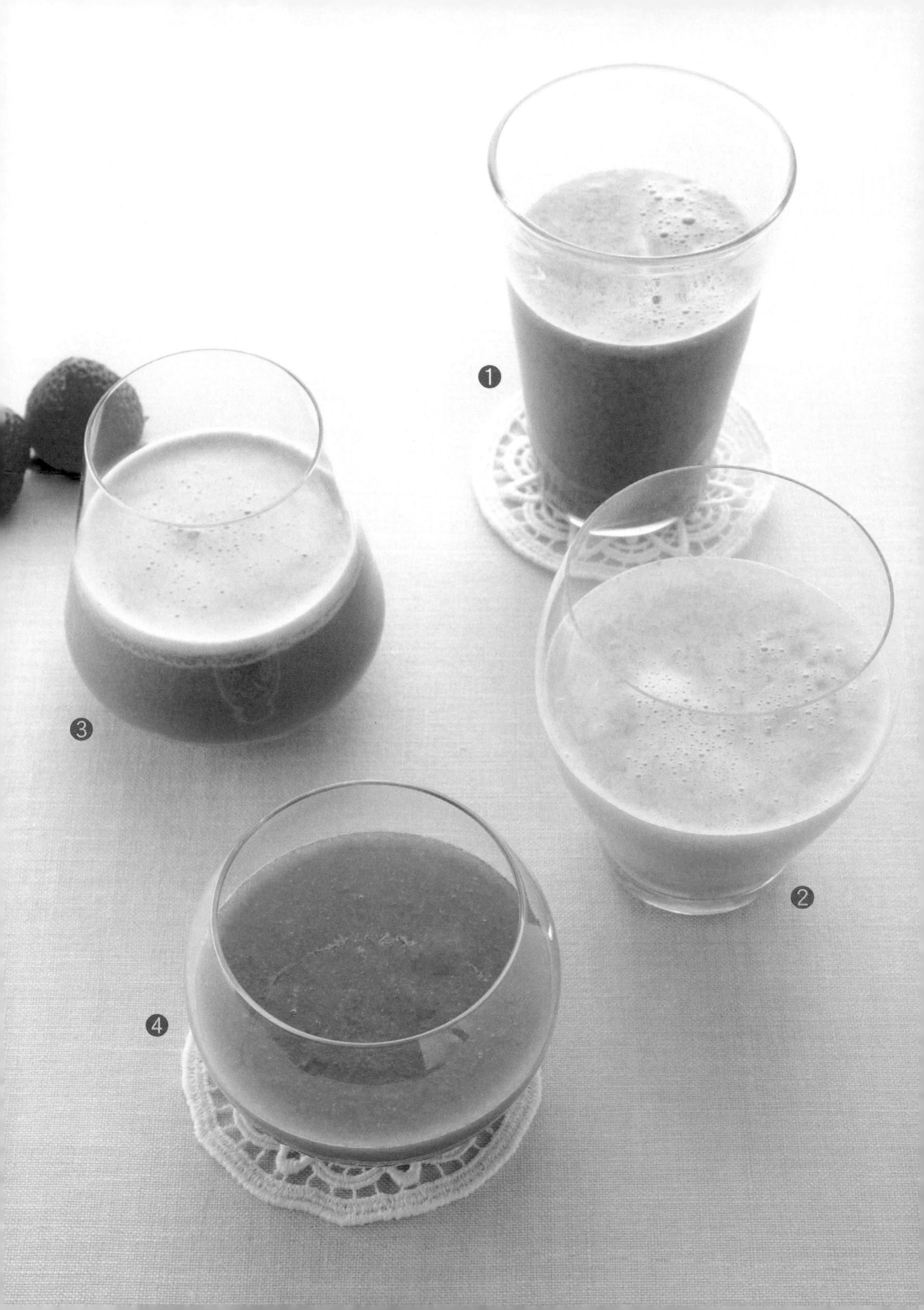
❶
❷
❸
❹

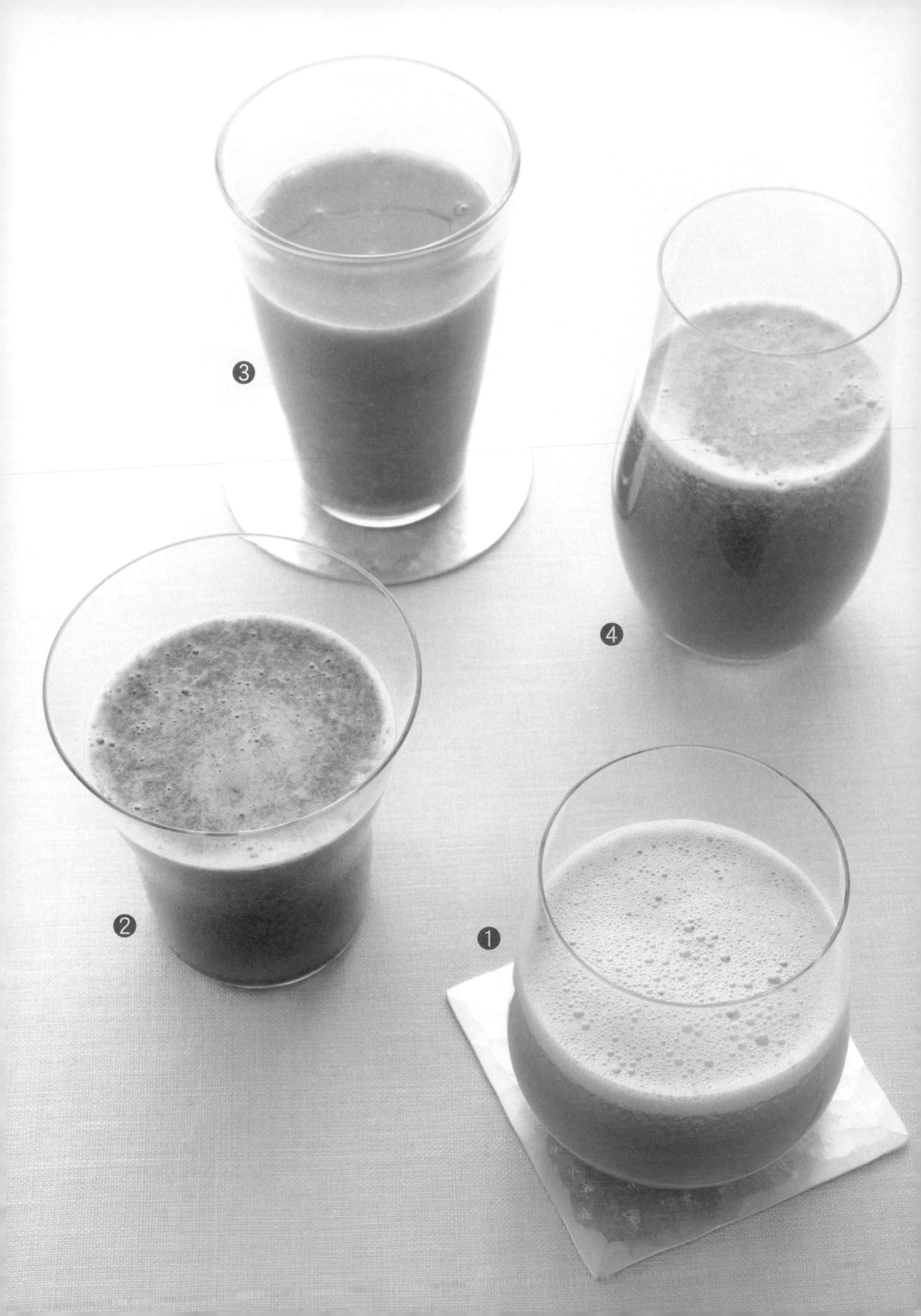
❸
❹
❷
❶

夏季蔬果汁

添加具抗癌作用的香草可促進食慾

炎炎夏日常使人食慾不振，這時候蔬果汁就是最棒的選擇。夏季的蔬果有番茄、苦瓜、落葵等。雖然不少都帶有特殊氣味（如苦瓜的苦味或小黃瓜的菜味），但導致這些特殊氣味的成分，都是具抗癌作用的抗氧化物質。請將它們製成蔬果汁多多飲用。此外，搭配香草或水果，喝起來會更順口，像是薄荷、羅勒等紫蘇科的香草就具有抗癌作用。

❶苦瓜蔬果汁

【材料】（約200mℓ）

苦瓜……80g
鳳梨……150g
萵苣……80g
檸檬……1個

【作法】

❶將苦瓜對半縱切，去籽與瓜囊。鳳梨切成適當的大小。以1～2片的葉片包覆萵苣。各自放入果菜榨汁機打碎。
❷檸檬擠汁後與❶混合，再依個人喜好加入蜂蜜調味。

❷番茄蔬果汁

【材料】（約200mℓ）

番茄……150g
小黃瓜……100g（1根）
羅勒葉……4～5片
檸檬……1個

【作法】

❶番茄去蒂、切成4塊。小黃瓜切半。羅勒葉重疊後揉成團。檸檬擠汁備用。
❷將所有材料放入果菜榨汁機打碎，再與檸檬汁拌勻，依個人喜好加入蜂蜜調味。

❸落葵（Basella alba）蔬果汁

【材料】（約200mℓ）

落葵……100g
黃桃（生）……100g
芒果……100g
薄荷……15～18片
檸檬……1個

【作法】

❶黃桃與芒果去皮與籽，切成適當的大小。用落葵包住薄荷。
❷檸檬擠汁備用。
❸將❶放入果菜榨汁機打碎後與❷混合，再依個人喜好加入蜂蜜調味。

❹明日葉蔬果汁

【材料】（約200mℓ）

明日葉……30g
哈蜜瓜……150g
迷迭香……小1枝
檸檬……1個

【作法】

❶在明日葉的葉片上撒迷迭香後包住。哈蜜瓜去皮與籽，切成適當的大小。
❷檸檬擠汁備用。
❸將所有材料（檸檬汁除外）放入果菜榨汁機打碎，最後與檸檬汁混合拌勻。

●製作❶～❷蔬果汁時請將食材洗淨後再使用。

秋季蔬果汁
使用秋季熟成的水果製作美味蔬果汁

秋天是收成的季節，有些水果只在這個時節才吃得到，那麼不妨試著將當季的美味製成蔬果汁吧。因水果含有具抗癌作用的鉀，以及高抗氧化作用的多酚，不僅好吃且有助於提升免疫力和防癌的雙重功效，可謂好處多多。

但柿子和梨子等會使身體降溫的水果，最好是加薑一起飲用。

❶葡萄蔬果汁

【材料】（約200mℓ）

巨峰葡萄……150g
茼蒿葉……50g
無花果……2個
檸檬……1個

【作法】

❶先將所有蔬果洗淨。葡萄對半切開後去籽。無花果對半縱切，茼蒿葉捲起備用。
❷檸檬擠汁備用。
❸把❶的所有材料放入果菜榨汁機打碎後，再與❷混合拌勻。

❷鮮柿蔬果汁

【材料】（約200mℓ）

柿子……100g
青江菜……150g
葡萄柚……1／2個
檸檬……1個

【作法】

❶先將所有蔬果洗淨。柿子去皮切成適當的大小並去籽。青江菜自根部對半縱切。
❷葡萄柚和檸檬擠汁備用。
❸把❶的所有材料放入果菜榨汁機打碎後，再與❷混合拌勻。

❸洋梨蔬果汁

【材料】（約200mℓ）

洋梨……100g
歐洲李（生）……大2個
（歐洲李萃取精華則是1～2大匙）
小松菜……100g（3把）
檸檬……1個

【作法】

❶先將所有蔬果洗淨。洋梨縱切為4塊，去芯並保留一半的皮。小松菜切除根部。歐洲李對半切開後去籽。
❷檸檬擠汁備用。
❸把❶的所有材料放入果菜榨汁機打碎後，再與❷混合拌勻。

❹南瓜蔬果汁

【材料】（約200mℓ）

南瓜……100g
洋梨……100g
蘋果……80g
小松菜……60g（2把）
檸檬……1個

【作法】

❶先將所有蔬果洗淨。洋梨與蘋果去芯，保留一半的果皮並切成適當的大小。南瓜去皮切成適當的大小，把所有材料（檸檬除外）放入果菜榨汁機。
❷檸檬擠汁後與❶混合。

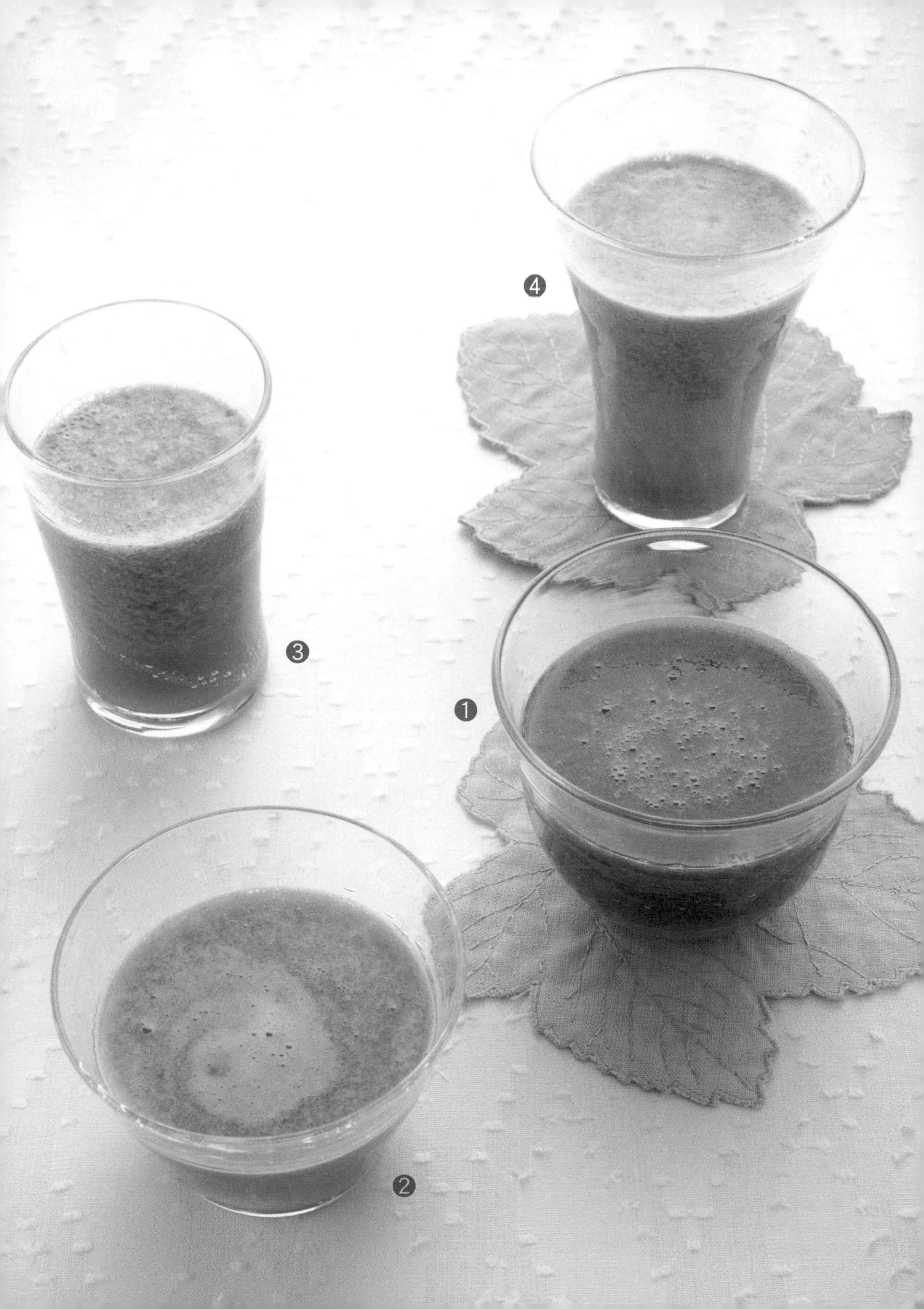
❹
❸
❶
❷

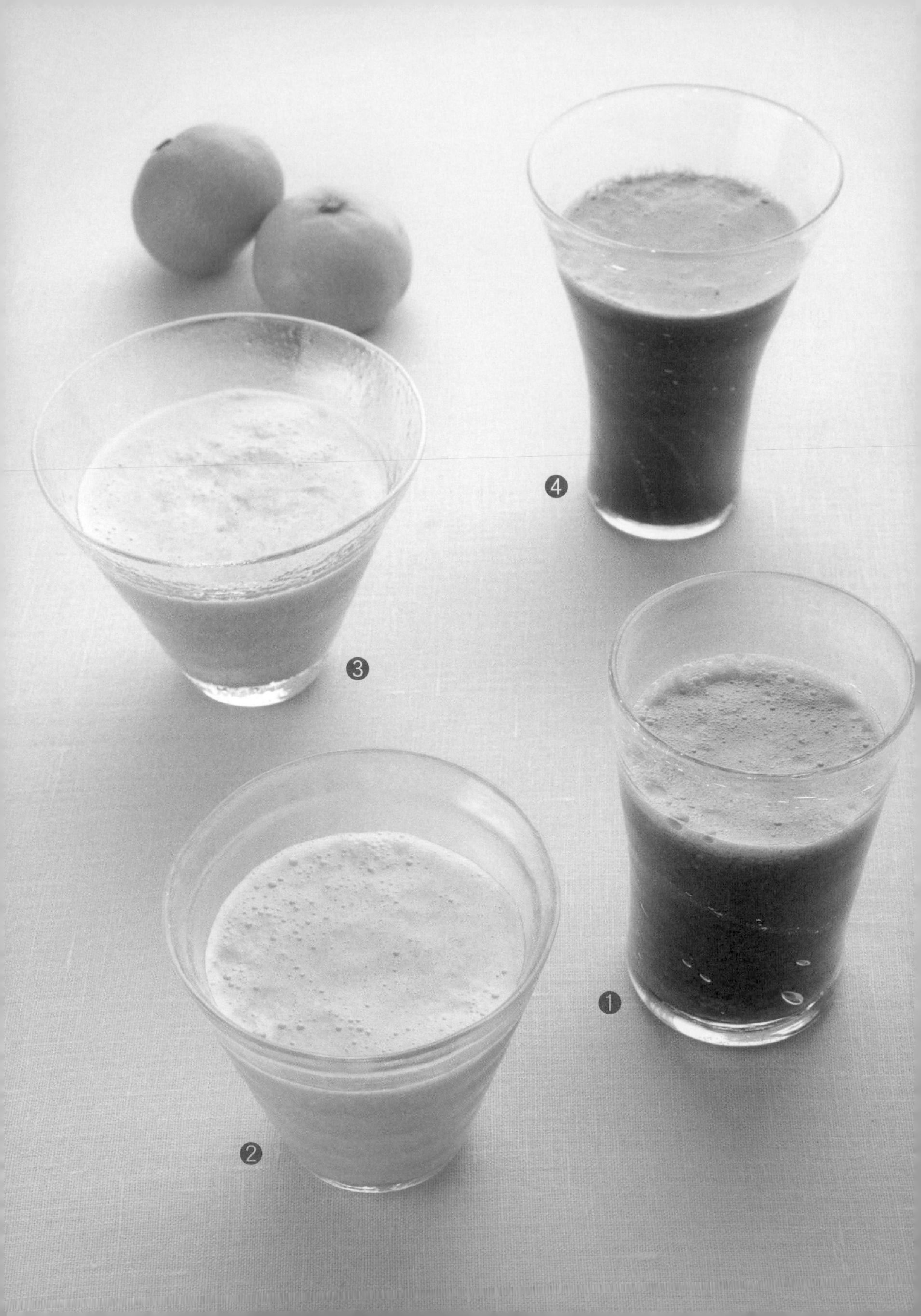

❹
❸
❶
❷

冬季蔬果汁

根莖類蔬菜最適合，蘋果是調味的好夥伴

寒冬中，當季的蔬果也不少。請多多利用茼蒿、小松菜等黃綠色蔬菜。根莖類蔬菜的白蘿蔔與大頭菜等，也正是品嘗的好時機。或許各位會覺得這些蔬菜不適合拿來製作蔬果汁，但加入蘋果一起調配，就會產生溫潤的香味，喝起來也更加順口。不過有些人冬天的時候，若喝大量的蔬果汁會感到手腳冰冷，因此製作前可先將材料從冰箱取出退冰，或是加薑一起飲用。

❶茼蒿蔬果汁

【材料】（約200ℓ）

茼蒿葉……80g
蘋果……200g
柚子……大1個

【作法】

❶先將所有蔬果洗淨。蘋果去芯，保留一半的果皮並切成適當大小。茼蒿葉揉成團狀。
❷柚子擠汁備用。
❸把❶的所有材料放入果菜榨汁機打碎，再與❷混合拌勻。依個人喜好加入磨碎的柚子皮。

❷蘿蔔蔬果汁

【材料】（約200ℓ）

蘿蔔……80g
橘子……200g
蘋果……100g
蜂蜜……1大匙

【作法】

❶先將所有蔬果洗淨。蘋果去芯，保留一半的果皮並切成適當大小。蘿蔔切成適當的大小。
❷橘子擠汁備用。
❸把❶的所有材料放入果菜榨汁機打碎，再與❷及蜂蜜混合拌勻。

❸白花椰菜蔬果汁

【材料】（約200ℓ）

白花椰菜……150g
花椰菜……150g
金桔……85g
蘋果……100g

【作法】

❶先將所有蔬果洗淨。金桔對半橫切並去籽。白花椰菜和花椰菜切成適當的大小。蘋果去芯，保留一半的果皮並切成適當大小。
❷把所有材料放入果菜榨汁機打碎。

❹小松菜蔬果汁

【材料】（約200ℓ）

小松菜……100g
橘子……100g
蘋果……100g

【作法】

❶先將所有蔬果洗淨。蘋果去芯，保留一半的果皮並切成適當大小。小松菜切除根部。
❷橘子擠汁備用。
❸把❶的所有材料放入果菜榨汁機打碎後，再與❷混合拌勻。

依個人喜好挑選果菜榨汁機

工欲善其事，必先利其器！請選擇適合的機種

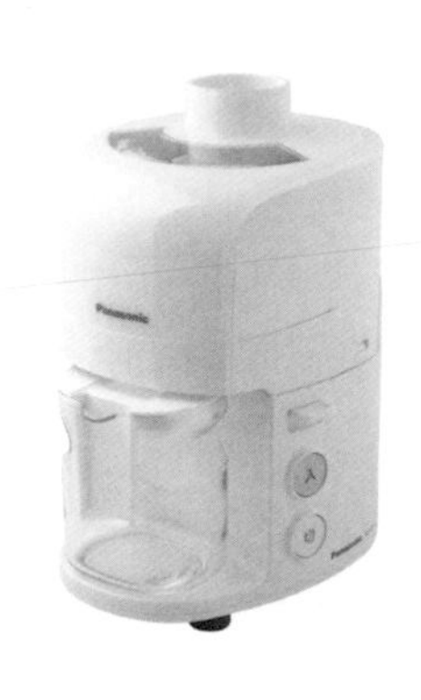

一般來說，製作蔬果汁時會使用果菜榨汁機或食物攪拌器，但製作濟陽式蔬果汁時，建議各位使用果菜榨汁機（juicer）。

其實食物攪拌器（mixer）的英文名稱應是blender，底部的刀刃會將食材打碎、混合。由於過程中蔬果會被打得很碎，使養分容易受損（打碎易導致氧化），且多數蔬果因含有膳食纖維，若直接飲用會感到黏稠難入口。

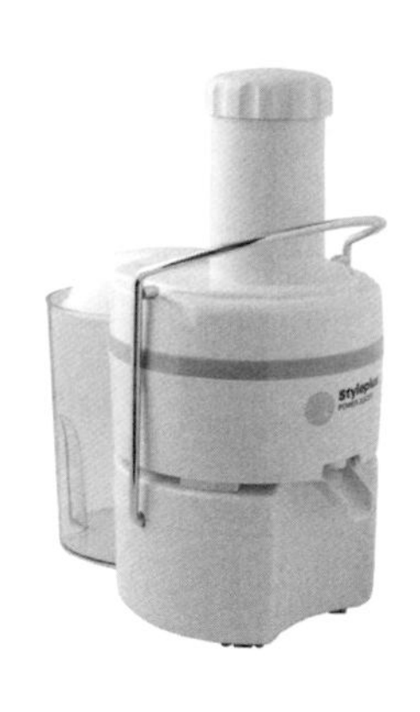

一般的果菜榨汁機是採用高速旋轉的設計，故可用離心力將不溶性膳食纖維等殘渣分離，製成無雜質的濃縮蔬果汁。也有使用螺旋刀攪碎蔬果，或壓榨蔬果製成蔬果汁的機種，這樣的機種由於轉數較少，故又稱低速旋轉果菜榨汁機，這樣能減少養分的流失。

近年來養生風潮盛行，果菜榨汁機的種類不斷推陳出新。除了在量販店銷售，網路上也可購得。若只需製作一人份，可選擇小型的機種；若要製作家中人數份量，使用家庭用的大容量果菜榨汁機才便於製作大量的蔬果汁。此外，有些果菜榨汁機適用於葉菜類蔬菜或胡蘿蔔等特定食材，使用的便利性各不相同，購買前請多參考比較，選擇最適合自己的款式。

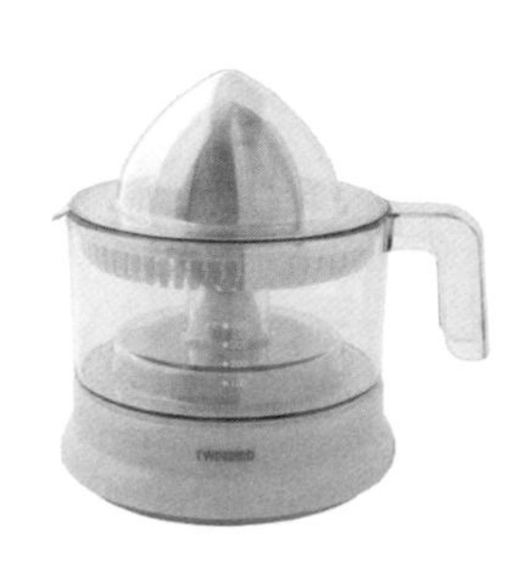

檸檬等柑橘類水果使用榨汁器榨汁更方便

雖然果菜榨汁機可將柑橘類水果直接放入，但基於味道上的考量最好是使用榨汁器（squeezer）另外榨汁。柑橘類水果的白色內皮含有對健康有益的成分，不過苦味強烈，連皮一起放入果汁機會使蔬果汁產生澀口感。

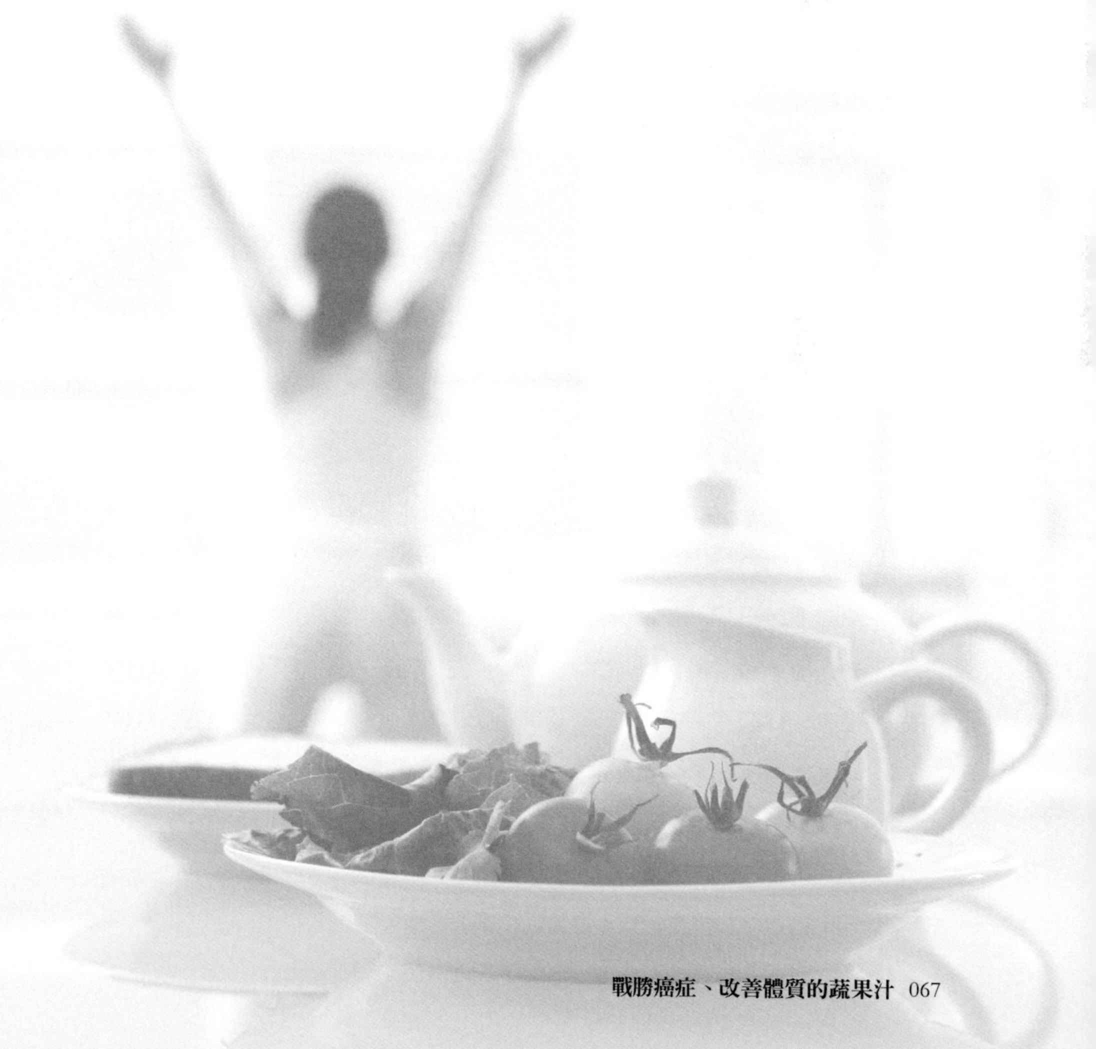

主要蔬果中所含的果汁量

種類	重量	果汁量
高麗菜（去芯）	100g	60mℓ
小松菜（去根）	100g	80mℓ
茼蒿葉	100g	50mℓ
萵苣	100g	60mℓ
花椰菜（整株）	100g	50mℓ
白花椰菜（整株）	100g	40mℓ
蘆筍	100g	60mℓ
小黃瓜	100g	85mℓ
胡蘿蔔	100g	80mℓ
青椒（去囊及籽）	100g	85mℓ
番茄（去蒂）	100g	65mℓ
蘋果（去芯）	100g	75mℓ
洋梨（去芯）	100g	80mℓ
柿子（去籽）	100g	60mℓ
哈蜜瓜（去皮及籽）	100g	90mℓ
鳳梨（去皮及芯）	100g	60mℓ
檸檬（1個）	約150g	40mℓ
柳橙（1個）	約280g	110mℓ
葡萄柚（1／2個）	約200g	60mℓ
橘子（1個）	100g	40mℓ

●柑橘類之外皆為實質重量。柑橘類是含皮的重量，以榨汁器取得汁液。

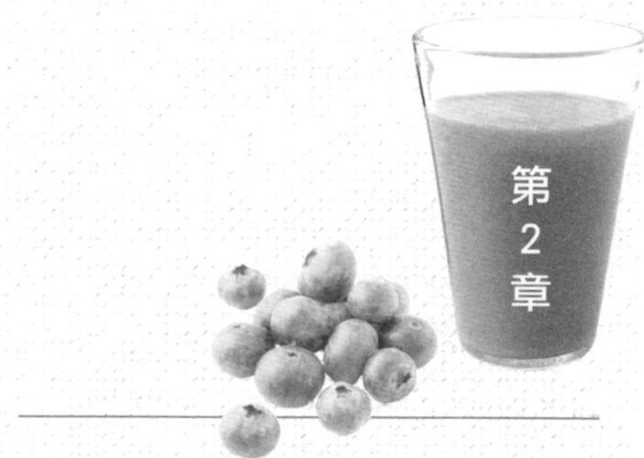

受用無窮的營養小知識

碳水化合物從糙米與薯類攝取

能量來源的碳水化合物（醣類）

一般所說的碳水化合物，指的是醣類與膳食纖維的統稱。在此將針對醣類進行說明。

醣類依分子量的大小而分類，最小單位的醣類是**單醣**。2～10個單醣連結為**低聚醣**，超過此數量的則為**多醣**。

思考事物、維持體溫、呼吸、使內臟器官運作、活動身體等生命活動所需的能量，主要是利用食物中所含的醣類，在體內被分解的葡萄糖。而葡萄糖經由檸檬酸循環被轉換成能量。

天天吃糙米有助於預防、治療癌症

醣類大部分是從穀類與薯類中攝取。其實穀類的種類與防癌，有著密不可分的關係。根據近來的研究，製造能量的檸檬酸循環若不能順利運作，罹癌的風險就會提高。這與**維生素B群**有關，因為**維生素B群不足的情況一旦持續，將使檸檬酸循環無法正常運作**。

在美國有人曾指出，精米技術不發達的日本元祿時代（1688～1703年）前的飲食方式，有著極佳的防癌功效。

糙米的米糠和胚芽中，除了有**維生素B群**與**維生素E**，還有**抗氧化物質的植酸**。

而我們一般常吃的白米，卻是將這種具有防癌效果的優質成分去除。雖然糙米口感偏硬且帶著特殊氣味，但每天一餐或每週吃2～3次糙米，確實有助於防癌。

此外，薯類也是醣類的供給來源。建議每天攝取1次。山藥、芋頭、馬鈴薯可提高免疫力，具防癌效果。

碳水化合物(醣類)的種類與特徵

分類		名稱	種類
單醣		葡萄糖	自穀類與薯類中分解產生。自然界中最常見的醣類。血液中的醣類是葡萄糖。
單醣		果糖	水果與蜂蜜中含量豐富。甜度最高的醣類。可使餐後血糖值的上升趨於緩慢。
單醣		半乳糖	乳糖的成分。存在於母乳與牛奶中。
低聚醣	二糖類	蔗糖	葡萄糖和果糖結合的醣類。甘蔗或甜菜製成的砂糖內含有此成分。
低聚醣	二糖類	乳糖	葡萄糖和半乳糖結合的醣類。存在於動物的乳汁內。
低聚醣	二糖類	麥芽糖	2個葡萄糖結合而成的醣類。由大麥發芽的麥芽含有此成分。
低聚醣		寡糖	2～4個單醣結合而成的醣類。有些會成為腸內比菲德氏菌的養分來源。
多醣		澱粉	穀類與薯類中含量豐富。
多醣		肝醣	體內將醣類消化、吸收、分解後再造的醣類。儲存於肌肉與肝臟內。
多醣		膳食纖維	詳細內容請參閱P82。

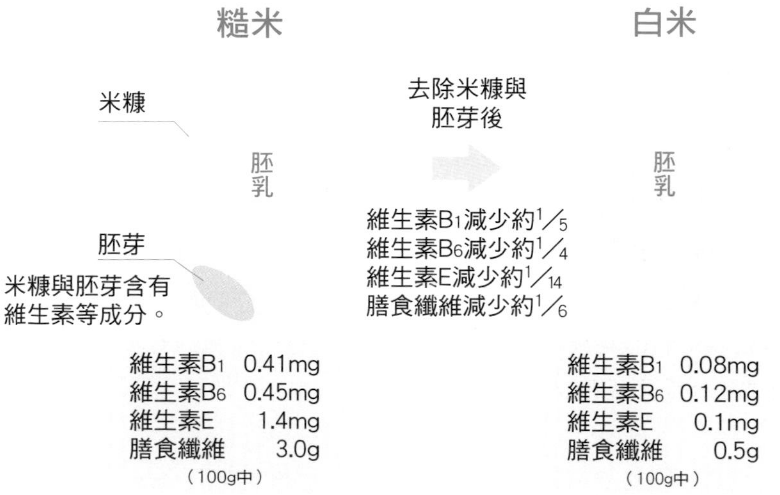

糙米

米糠

胚乳

胚芽

米糠與胚芽含有維生素等成分。

維生素B_1 0.41mg
維生素B_6 0.45mg
維生素E 1.4mg
膳食纖維 3.0g
（100g中）

去除米糠與胚芽後

維生素B_1減少約1/5
維生素B_6減少約1/4
維生素E減少約1/14
膳食纖維減少約1/6

白米

胚乳

維生素B_1 0.08mg
維生素B_6 0.12mg
維生素E 0.1mg
膳食纖維 0.5g
（100g中）

請積極攝取植物性蛋白質

蛋白質是製造肌肉與內臟器官的原料

蛋白質是構成皮膚、肌肉、內臟、血液、骨骼等內臟器官與細胞，以及神經傳導物質和免疫物質，所不可或缺的原料。蛋白質來自氨基酸，氨基酸在體內結合、分解，不時製造出新的細胞。

人體內可自行合成的氨基酸約20種，但**仍有8種**必須透過飲食攝取。這些稱為必需氨基酸。因為必需氨基酸會相互作用，所以只要有一種不足就無法發揮作用。我們常聽到要多攝取好的蛋白質，意思就是攝取氨基酸平衡良好的蛋白質。

低脂質的紅肉、豬肉、雞肉、魚貝類都是優質的蛋白質。而植物性蛋白質中黃豆（大豆）被視為氨基酸平衡良好的食品。

動物性蛋白質的危害將導致罹癌的風險

近年來，由於動物性蛋白質有提高罹癌風險的觀念愈來愈普及，大眾的想法也有所轉變。**特別是四肢行走的動物，因含有大量的致癌飽和脂肪酸**，為達到防癌與治療的目的，盡可能少吃為妙。

美國康乃爾大學的柯林坎貝爾（Colin Campbell）博士透過動物實驗證實，**攝取愈多的動物性蛋白質，罹患肝癌的機率就愈高**。肝臟會分解蛋白質並重新合成，但若需處理的蛋白質過多，就會活化各種酵素反應，導致癌症的發生。

雖然多攝取蛋白質可將體內不必要的物質分解排出。但攝取過量只會對肝臟造成負擔，提高罹癌的風險。要吃就多吃脂質少的雞肉、魚貝類（紅肉魚除外）和黃豆等優質的蛋白質。

必需氨基酸及其作用

離胺酸（lysine）	提高肝功能，與免疫功能有關。 促進細胞的修復、糖分代謝，以及腸道的鈣質吸收。
色胺酸（tryptophan）	神經傳導物質血清素（serotonin）的原料。
苯丙氨酸（phenylalanine）	神經傳導物質多巴胺（dopamine）的原料。
白胺酸（leucine）	提高肝功能，強健肌肉。攝取過多會降低免疫力。
異白胺酸（isoleucine）	與促進生長、擴張血管、提升肝功能、 神經作用有關。
蘇氨酸（threonine）	促進生長，防止肝臟中囤積過多的中性脂肪。
蛋氨酸（methionine）	降低血液中組織胺（histamine， 引發搔癢與疼痛的物質）的濃度。
纈氨酸（valine）	與促進生長、血液中氮平衡的調整有關。
組氨酸（histidine）	孩童體內無法自行合成的必需氨基酸。 與促進生長、幫助神經運作、減輕壓力等有關。

致癌風險低的低脂質蛋白質來源

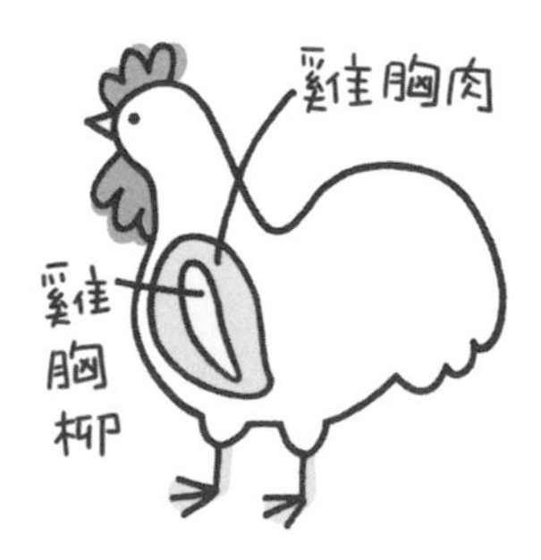

雞肉
（雞胸柳、雞胸肉等）

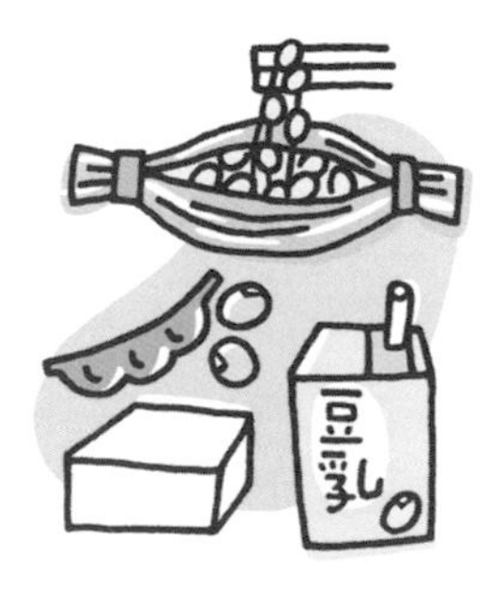

黃豆、黃豆製品

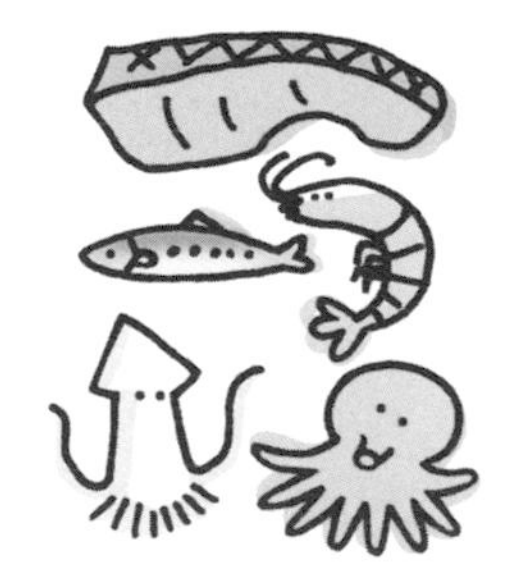

魚貝類
（紅肉魚除外）

選擇優質的脂質

脂質是高效率的能量來源

脂質是能量的來源，它也是荷爾蒙及細胞膜的原料，具有促進脂溶性維生素吸收的作用。雖然攝取多量會導致肥胖，但完全不攝取也會產生問題。

脂質存在於植物性食品與動物性食品中。而造成動脈硬化主因的膽固醇也是脂質的一種。即便膽固醇是造成疾病的要因，但它也是細胞膜、荷爾蒙與膽汁酸的原料，是很重要的養分。膽固醇也會在體內自行合成，經常保持在一定的量。當飲食中攝取的膽固醇量不足時，肝臟與小腸會自行合成補充。

膽固醇分為**LDL**（壞膽固醇）與**HDL**（好膽固醇），LDL增加將促進動脈硬化，反之若是HDL增加則可抑制動脈硬化。為預防罹患生活習慣病，建議各位多吃含DHA和EPA的青皮魚。

提高罹癌風險的飽和脂肪酸

在此提醒各位注意脂肪酸的種類。脂肪酸是構成脂質的物質，因構造的差異分為**飽和脂肪酸**與**不飽和脂肪酸**。飽和脂肪酸主要存在於動物性食品，攝取過多會促進動脈硬化、使免疫力下降、提高罹癌的風險。因此濟陽式食療會主張禁食（盡量少吃）**四肢行走的動物**，為的就是避開動物性蛋白質與飽和脂肪酸的危害，減少罹癌的風險。

不飽和脂肪酸雖不會導致動脈硬化，但有些卻很容易氧化。脂質一氧化就會變成促進罹癌的過氧化脂質，所以攝取不易氧化的不飽和脂肪酸最妥當。**切記！易氧化的食材請盡可能趁新鮮的時候食用**。此外，有些食材加熱後會出現氧化，故烹調方式也必須留意。關於主要的脂質及其特徵請參閱後頁。

脂肪酸的種類與特徵

飽和脂肪酸

[盡量少碰為妙]

- 容易氧化，會促進動脈硬化，提高罹癌的風險。
- 能夠不吃就盡量別吃。

【硬脂酸、棕櫚酸、肉豆蔻酸、月桂酸等】
- 存在於牛、豬的脂肪中。
- 奶油、牛奶、棕櫚油、椰子油等皆含有此成分。

不飽和脂肪酸

多元不飽和脂肪酸

[建議適度攝取]

n-6系脂肪酸
- 適度攝取可降低膽固醇。
- 攝取過量會對身體造成危害。

【亞油酸】
- 紅花油、大豆油、麻油等。

【γ亞麻油酸】
- 很少存在於食品中。多存在於母乳、月見草油等。

【花生油酸】
- 可在體內自行合成。也存在於肉類、魚類、蛋類中。攝取過量會促進動脈硬化。

[趁新鮮時攝取]

n-3系脂肪酸
- 可預防動脈硬化、抑制癌症、預防癡呆症等。
- 因為容易氧化，請趁新鮮的時候攝取。

【α亞麻油酸】
- 紫蘇油、荏胡麻油、亞麻仁油等。因為容易氧化，請勿加熱烹調。保存於陰暗涼爽處。

【EPA】
- 存在於脂肪較多的青皮魚內。建議趁新鮮時適度攝取。

【DHA】
- 存在於脂肪較多的青皮魚內。建議趁新鮮時適度攝取。

單元不飽和脂肪酸

[建議適度攝取]

- 減少LDL膽固醇，增加HDL膽固醇。
- 使LDL膽固醇不易氧化。
- 因不易氧化故適合加熱烹調。

【油酸】
- 橄欖油、杏仁油、菜籽油、葵花油等植物油內富含此成分。

利用抗氧化維生素達到防癌目的

提高免疫功能，擊退癌細胞

說到防癌，**重點在於如何提高免疫力**。再健康的人，每天體內也會有癌細胞生成，因為免疫力發揮作用，擊退、抑制了癌細胞才沒有發病。若體內的活性氧等致癌因素過多，導致免疫力下降，就無法抑制癌細胞的增生。

想抑制這些致癌因素，就**多攝取能讓活性氧無害化的抗氧化物質**。維生素中的**維生素A（胡蘿蔔素）、維生素C、維生素E**的抗氧化作用強烈，被稱為防癌的王牌。此外，可使檸檬酸循環順暢的維生素B群中，**維生素B1**更被視為防癌的必要維生素。

這些成分皆存在於蔬果、穀類中。不過也經常因為加熱、刀切、水洗而流失。而且因為量多，直接生吃很難吃得完。但製成蔬果汁的話，**不僅能減少流失又能大量攝取**，所以蔬果汁是防癌的推薦食品。

必要量只要稍有不足就會導致身體不適

維生素除了代謝碳水化合物、蛋白質與脂質，與各種生命活動也息息相關。雖然人體所需的必要量並不多，但只要不足，就會容易疲勞和生病。

維生素分為可溶於水的水溶性維生素，以及可溶於脂質的脂溶性維生素。具防癌作用的維生素B群和維生素C屬於水溶性維生素，多餘的部分會隨著尿液排出體外。另外，胡蘿蔔素雖被歸類於脂溶性維生素，但在體內會將必要量重新轉化為維生素A。這三種維生素即使攝取過多，也不會造成危害。但服用營養補充品補充脂溶性維生素時，還是要多加留意。

與其只補充單一種類的維生素，還是**透過天然的食物且均衡攝取**比較好。

維生素及其作用

分類		名稱	特徵
脂溶性維生素		維生素A (A醇、胡蘿蔔素)	維持眼睛、皮膚與黏膜的健康。提高免疫力。鰻魚與肝臟所含的維生素A是脂溶性維生素，請注意勿攝取過量。植物中的胡蘿蔔素在體內會將必要量轉化為維生素A，多吃也不會產生問題。
		維生素D	促進腸道的鈣質與磷的吸收。會調整鈣質的濃度。
		維生素E	防止脂肪酸的氧化，抑制過氧化脂質的生成。有助於預防老化、提升免疫力。
		維生素K	幫助血液凝固。幫助鈣質附著於骨骼。
水溶性維生素	維生素B群	維生素B_1	使醣類的代謝順暢。處理疲勞物質的乳酸。使檸檬酸循環順暢。
		維生素B_2	幫助三大營養素(醣類、脂質、蛋白質)的代謝。特別是脂質代謝的必要成分。
		菸鹼酸(niacin)	有助於醣類及脂質的代謝。分解酒精的必要成分。
		維生素B_6	蛋白質代謝的必要成分。提高免疫力，有助於紅血球的合成。
		維生素B_{12}	與葉酸一起製造紅血球。保持神經細胞的健康。
		葉酸	新陳代謝的必要成分。胎兒成長中不可或缺的成分。製造紅血球、預防貧血。
		泛酸	三大營養素(醣類、脂質、蛋白質)代謝的必要成分。促進荷爾蒙的合成。
		生物素	三大營養素(醣類、脂質、蛋白質)代謝的必要成分。
		維生素C	提高免疫力。高抗氧化作用。具消除疲勞、抗壓作用。抑制過氧化脂質的形成。促進膠原蛋白的合成，提高皮膚的新陳代謝。

何謂三大營養素

生命活動中不可缺少的基本營養素：碳水化合物、蛋白質、脂質稱為三大營養素。能量來源主要為碳水化合物，不足時會利用脂質，有時也會利用蛋白質。

具高抗氧化力的類胡蘿蔔素

類胡蘿蔔素是蔬菜內的色素

紅、綠、黃等蔬果的鮮明色彩皆來自**類胡蘿蔔素**（carotenoid）。胡蘿蔔素也是其中之一，目前已發現的約有600種。植物中具高抗氧化作用的植化素也是其一。

除了會在體內轉化為維生素A的**α胡蘿蔔素**、**β胡蘿蔔素**、**隱黃質**，包括番茄中的**茄紅素**、芥藍與油菜花中的**葉黃素**、南瓜和玉米中的**玉米黃素**等皆屬類胡蘿蔔素。

過去提到類胡蘿蔔素總會聯想到β胡蘿蔔素，但根據近來的研究得知，其他的類胡蘿蔔素也都具有各種作用。不但能預防生活習慣病也有防癌的功效。

因抗癌功效受到認可，開始廣受注目

不光是β胡蘿蔔素，α胡蘿蔔素也具有高抗氧化作用，經動物實驗證明，它比β胡蘿蔔素更有抑制癌症的效果。

隱黃質（cryptoxanthin）存在於溫州橘、柿子、桃子、橘子等水果內。被認為具制癌作用，今後的研究結果頗受關注。

茄紅素（lycopene）的抗氧化作用是β胡蘿蔔素的2倍以上、維生素E的10倍以上。如此強烈的抗氧化作用有助於抑制癌症。

葉黃素（lutein）被認為可預防白內障與老年黃斑部變性（皆為眼部疾病），海外還有搭配玉米黃素（zeaxanthin）的白內障預防研究正在進行。葉黃素還有抑制大腸癌的效果。

關於類胡蘿蔔素目前也有研究正在進行。待出現更明確的結果，將可活用於防癌與預防生活習慣病上。

但類胡蘿蔔素和維生素與礦物質一樣，種類愈多愈能發揮作用。故多攝取幾種效果更佳。與其只從單一種類的食物中攝取，不如多選幾種食材搭配組合。

主要的類胡蘿蔔素與含有該成分的食物

種類	α胡蘿蔔素	β胡蘿蔔素	隱黃質	茄紅素	葉黃素	玉米黃素
胡蘿蔔	●	●				
南瓜	●	●			●	●
菠菜		●	●		●	
芥藍		●			●	
花椰菜		●	●		●	
青椒		●				
番茄		●		●		
玉米			●		●	●
豌豆	●	●			●	
番薯（紅肉）		●			●	
柳橙			●			●
桃子			●			●
西瓜				●		
柿子			●			

●本表是根據「健康21 Leaflet No14」所製

生命活動不可或缺的礦物質

攝取過多與不足都對身體健康有害

製造人體細胞組織、維持生命功能的必要礦物質稱為**必需礦物質**。必需礦物質中與飲食有關的共13種（根據日本人飲食攝取基準設定的礦物質）。

鈉和鉀是礦物質的代表。這兩種礦物質會相互作用，調整體內的礦物質平衡。此外也各自具有重要的功能。

人體所需的礦物質必要量非常少，但只要不足就會產生各種問題。例如鋅不足會引起味覺障礙，鈣與鎂不足會導致骨質疏鬆症等，你我都已經熟知。不過，攝取過量也會帶來危害，某些礦物質攝取量則有上限，像是50～69歲的人攝取鈉、鈣、磷、鐵、鋅、銅、錳、鉬、硒、碘皆有上限。

如果是從天然的食物中攝取，就不必擔心攝取過量的問題，若是從營養補充品或加工食品中攝取，就會造成攝取過量的情況。

保持體內礦物質平衡是防癌重點

保持體內礦物質平衡正常是防癌很重要的事。人體的細胞內存在大量的鉀，細胞外（血液與淋巴液等）存在大量的鈉。雖然兩者的濃度常調整在一定的狀態，但**攝取過多的鹽分（鈉）就會造成失衡。這會導致代謝異常，促進罹癌的發生率。**

想讓失衡的礦物質平衡恢復正常，首先必須盡可能**減少飲食中攝取的鹽分，大量攝取蔬果中含有的鉀**。鉀是種易溶於水、在加熱烹調下容易流失的礦物質。濟陽式食療中主張飲用大量的新鮮蔬果汁，也是為了有效率地攝取鉀。

必需礦物質及其作用

名稱	特徵	每日攝取上限
鈉	與鉀一起保持細胞內滲透壓的正常（維持礦物質平衡）。攝取過多會導致高血壓，基於防癌考量，每天攝取4g以內最理想。	男性：9g以內（目標量） 女性：7.5g以內（目標量）
鉀	與鈉一起保持細胞內滲透壓的正常。有助於預防高血壓及抑制癌症。慢性腎臟病患者有攝取量的限制。	無
鈣	製造骨骼與牙齒。控制肌肉收縮的必要成分，保持心臟正常運作，使神經傳導順暢。	2300mg
鎂	與鈣一起製造骨骼與牙齒。透過與鈣的相互作用調整血壓、控制肌肉收縮。	無
磷	維持骨骼與牙齒健康的必要成分。幫助醣類代謝。能量來源ATP（產生能量的物質）的構成成分。加工食品的食品添加物中含有此成分。	3000mg
鐵	體內運送氧氣的紅血球血紅素與肌肉中代謝產物的構成成分。攝取不足會引發缺鐵性貧血。	男性：50mg 女性：45mg
鋅	有助於細胞的新陳代謝與蛋白質的合成。維持免疫功能及神經的健康。攝取不足會導致免疫力下降、味覺出現障礙。	男性：45mg 女性：35mg
銅	幫助鐵的吸收及儲存，預防貧血。活化抗氧化酵素（SOD）。	10mg
錳	與鈣、磷一起進行骨骼的代謝。活化抗氧化酵素（SOD）。	11mg
鉻	幫助胰島素的運作，降低血糖值。保持中性脂肪與膽固醇量的正常。	無
鉬	使醣類及脂質的代謝順暢。幫助鐵的代謝。製造尿酸的必要成分。	男性：600μg 女性：500μg
硒	有助於抗氧化。具預防老化和動脈硬化的功效。幫助維生素C的再生。但，請特別注意不可攝取過量。	男性：280μg 女性：230μg
碘	甲狀腺荷爾蒙的構成成分。促進成長期的發育與成人的基礎代謝。	2200μg

●此表的上限量為50～69歲者的數值。資料來源「日本人飲食攝取量基準（2010年版）」（厚生勞動省）

膳食纖維是預防疾病的得力助手

重整腸內環境，促進老廢物質的排泄

膳食纖維是碳水化合物的一種，但其性質與醣類完全不同。過去總被認為是「吃剩的食物殘渣」，近年來因為被證實可調整腸內環境、促進老廢物質排泄、有助於預防生活習慣病，而成為建議積極攝取的**「第6營養素」**。

人體消化酵素無法消化的物質統稱為膳食纖維，概分為兩大類。可溶於水的為**水溶性膳食纖維**，不易溶於水的則為**不溶性膳食纖維**。

水溶性膳食纖維存在於植物的細胞內或分泌物中。運送至腸道後會變成黏稠的糊狀。與其他消化物混在一起時，會延緩小腸的營養吸收。因此攝取膳食纖維可使血糖值上升變得緩慢，促進膽固醇的排泄。此外，水溶性膳食纖維也會成為大腸內好菌的食物，達到重整腸內環境、預防消化道癌的作用。

不溶性膳食纖維是植物的細胞壁成分。由於不溶於水且會吸收水分，在大腸內會鼓脹數倍。體積增加的不溶性膳食纖維刺激到腸膜後，會使腸道的蠕動變得活躍，促進排便。另外，食用含有大量不溶性膳食纖維的食物時，只要細嚼慢嚥就能防止攝取過多。

可透過蔬果汁攝取的是水溶性膳食纖維

使用果菜榨汁器可去除不溶性膳食纖維。但某些榨汁機有保留些許膳食纖維的功能，有便秘問題的人不妨選擇那樣的機型。此外，將一半的量使用於沙拉或熱湯，主食換成糙米，便可攝取不溶性膳食纖維。

水溶性膳食纖維因為會溶於水，就算製成蔬果汁也不會流失。請多飲用蔬果汁，有效率地攝取水溶性膳食纖維，取得防癌功效。

主要的膳食纖維及特徵

	名稱	特徵	高含量的食品
水溶性膳食纖維	果膠	存在於熟成水果中的是水溶性。抑制血糖值的急劇上升與腸道的膽固醇吸收。	熟成的水果。蘋果、香蕉、奇異果等。
	關華豆膠(guar gum)	自印度與巴基斯坦的豆科植物萃取而出。因為具黏性被當成增黏劑、安定劑、膠化劑等食品添加物使用。	加工食品。
	褐藻酸(alginic acld)	存在於海藻類黏滑的成分中。除了抑制腸內鈉的吸收,還可抑制血糖值的急劇上升、腸道的膽固醇吸收。	海帶芽、海帶、海蘊等。
	褐藻糖膠(fucoidan)	提高肝功能,有助於抑制過敏。對預防高血壓也有幫助。具有直接攻擊癌細胞使其自滅的抗腫瘤作用。	海帶芽、海帶、海蘊等。
	纖維素	植物細胞壁的成分。在腸內易吸收水分故可促進排便。可吸附有害物質,將其排出體外。	大部分的植物。穀類(全穀粒)、黃豆、根莖類蔬菜等較硬的食材。
不溶性膳食纖維	果膠	存在於熟成前的水果。待熟成後就會變成水溶性。被當成果醬或優格的食品添加物使用。可吸附有害物質,將其排出體外。	未熟成的水果。
	半纖維素(hemicellulose)	纖維素與果膠之外存在於植物細胞壁的成分總稱。木聚醣(xylan)、甘露多醣(mannan)、半乳聚醣(galactan)等。作用與纖維素幾乎相同。	米糠、小麥麩等。
	木質素(lignin)	因在腸內無法消化、吸收,故可抑制膽固醇的吸收。	可可、豆類、草莓等。
	葡聚醣(glucan)	存在於菇類中。具抑制癌症的作用。可吸附有害物質,將其排出體外。當中又以β葡聚醣可活化巨噬細胞(macrophage),抑制癌細胞的增生。	香菇、舞菇等蕈菇類及大麥。
	甲殼素/幾丁聚醣(chitin/chitosan)	將存在於蝦、蟹殼中的甲殼素加工後就是幾丁聚醣。可提高免疫功能、改善過敏症狀。	甲殼類。

有助於防癌的植化素

保護植物的植化素

植物為了避免受到紫外線、昆蟲等外敵危害，自行產生的保護物質**統稱為植化素**。植物顏色、氣味、苦澀成分來源的類胡蘿蔔素、具高抗氧化作用的多酚、異黃酮皆為植化素之一。在1980年代及最近被發現後，讓人對今後的研究結果感到期待。

植化素大量存在於蔬果、豆類中，據說種類約莫1萬種。目前被證實的約有900種。接下來，將為各位介紹數種較廣為人知，並且具抗癌功效的植化素。

多數的植化素會存在於蔬果的皮中，且多半是苦澀味的來源。為避免受到紫外線的危害，故大部分的植化素會存在於最外側的皮內。苦澀味則可減少被外敵掠食的風險。

使活性氧變得無害，防癌效果絕佳

當體內的活性氧過多時，會促使老化與罹癌的發生。

抗氧化物質可使活性氧變得無害，因此攝取愈多像植化素這類具高抗氧化作用的成分，就能減少身體的危害。

說到代表性的植化素，如莓果類的花青素、芝麻的芝麻素、鬱金的薑黃素、綠茶的兒茶素、番茄的茄紅素、薑的薑烯酚、蔥類的二丙烯基硫化物（蒜素原）等想必各位都不陌生。

植化素這種成分比起只攝取單一種類，多攝取幾種功效更佳。所以請多使用數種蔬果做搭配。製成蔬果汁可有效率的攝取這些成分，建議各位多多飲用。

有助於防癌的微量營養素

在此將為各位介紹數種較廣為人知的營養素。除了植化素之外還具有防癌、預防動脈硬化、老化等各種作用。

● 天門冬氨酸（aspartic acid）

氨基酸的一種。存在於蘆筍內，也可在肝臟自行合成。除了促進尿液的合成，也是神經傳導物質的構成成分，可提高代謝。

● 芹菜鹼（apiin）

西洋芹的香味成分。荷蘭芹的香味成分則是芹菜腦（apiol）。具有鎮靜作用。在荷蘭自古以來被當成改善神經症狀的藥物。

● 蒜素（allicin）

大蒜、蔥類的刺激性臭味與辣味成分之來源，是硫磺化合物的二丙烯基硫化物（diallyl sulfide）。當中最有名的為蒜素原（alliin），經過刀切、磨碎後會變成蒜素。蒜素與維生素B1結合後在體內可發揮良好的效用。

● 花青素（anthocyanin）

存在於葡萄、歐洲李、藍莓、草莓等的青紫色色素成分。茄子所含的茄色素（nasunin）也是花青素之一。具高抗氧化作用，有助於防癌及預防老化。也可預防動脈硬化。

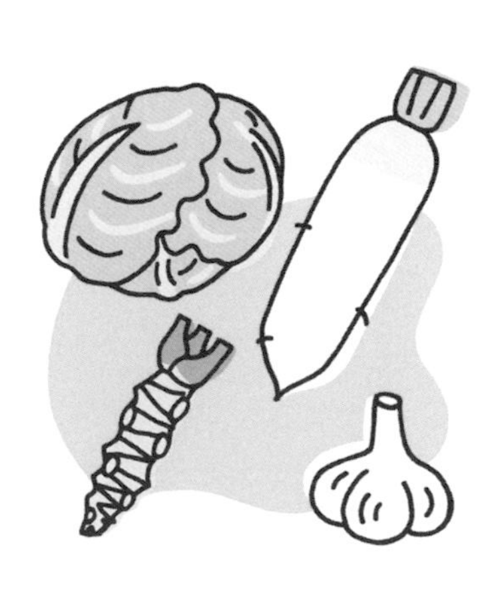

● 異硫氰酸酯（isothiocyanate）

存在於高麗菜、蘿蔔、大蒜、山葵等的辣味成分。具有抑制癌症、殺菌、促進食慾等作用。但經刀切處理會傷害原本的細胞。

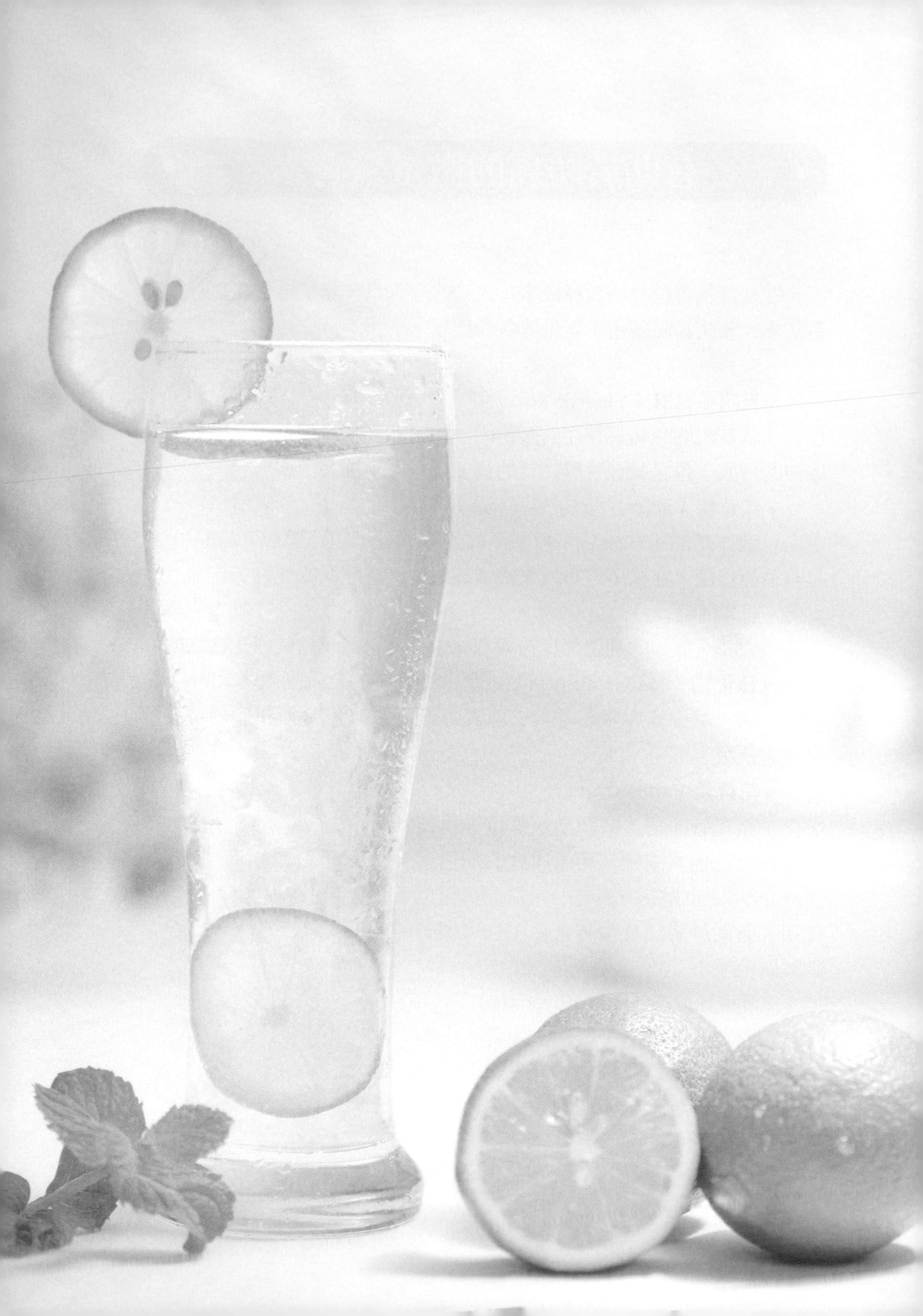

- **香菇素（eritadenine）**

　存在於香菇的機能性成分。可降低血液中的膽固醇。

- **兒茶素（catechin）**

　綠茶的澀味成分。抑制脂質的氧化。可幫助預防細胞膜的氧化、具抑制癌症的作用。降低膽固醇、抑制血糖值的急劇上升。同時具有強烈的殺菌作用。

- **辣椒素（capsaicin）**

　辣椒的辣味成分。具殺菌、促進食慾、消除疲勞的作用。可促進脂質的代謝，提高代謝使體溫上升。同時具有抗氧化作用。

- **苯基苯乙烯酮化合物（chalcone）**

　由大阪藥科大學的馬場君江教授發現。切開明日葉的莖時會流出黃色汁液，此成分就存在於內。具有制癌、抗腫瘤、抗菌的作用。

- **檸檬酸（citric acid）**

　柑橘類水果的酸味成分。細胞產生能量的基本物質。它會包覆體內不易吸收的礦物質，幫助其溶於水。

- **葫蘆素（cucurbitacin）**

　苦瓜、小黃瓜、哈蜜瓜、西瓜等果類靠近蒂頭部分的苦味成分。葫蘆素的種類很多（A～R），當中又以帶苦味的C具有抗癌功效。

- **香豆素（coumarin）**

　存在於柑橘類果皮內的香味成分。經由動物實驗證實，具有抑制癌症的作用。可抑制過氧化脂質的形成，提高有害物質的解毒功能。

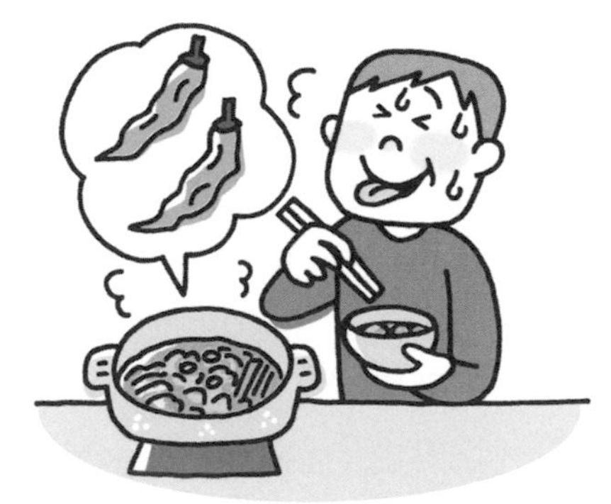

- **薑黃素（curcumin）**

　薑黃的黃色色素。據說可預防大腸癌與皮膚癌，目前正在研究中。可提高肝臟的解毒功能，促進膽汁的分泌、幫助肝臟的運作。

- **硫配糖體（glucosinolates）**

　油菜科植物的辣味成分。據

說具有抗癌作用。經過磨碎、加水後會變成異硫氰酸酯。

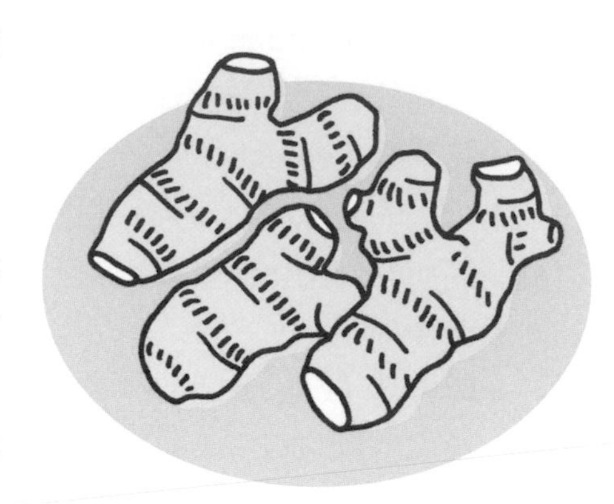

● **綠原酸（chlorogenic acid）**

咖啡與紅酒的苦味成分。量少時會變成酸味、甜味、香醇感的複雜物質。切開牛蒡時，切面會變成褐色就是綠原酸所致。因有研究報告指出，每天喝咖啡的人罹患直腸癌的機率約為不喝的人的一半，進而受到關注。

● **葉綠素（chlorophyll）**

植物的綠色成分，會行光合作用。可提高肝功能，具高抗氧化作用，可抑制過氧化脂質的形成。

● **槲黃素（quercetin）**

柑橘類、蘋果、綠茶、洋蔥薄皮內的褐色色素。與維生素C結合會提高抗氧化作用。被視為具有抑制腺癌細胞增生的作用。

● **山奈酚（kaempferol）**

存在於綠茶等。可強化血管、穩定血壓，具抗氧化及抗過敏的作用。

● **薑烯酚（shogaol）**

薑的辣味成分。加熱後會從薑酚（gingerol）變成薑烯酚。抗氧化作用強烈，可使活性氧變得無害。因會促進血液循環，可提高體溫、提升新陳代謝及免疫力，且具有強烈的殺菌作用。還可抑制宿醉與噁心嘔吐。

● **異硫氰酸鹽（sulforaphane）**

油菜科植物的辣味成分。1994年時被指出具有抗癌作用。花椰菜芽的含量為花椰菜的20倍以上。

● **芝麻素酚（sesaminol）**

芝麻含有芝麻素（sesamin）等數種抗氧化物質。抗氧化作用最強的是麻油中的芝麻素，它可抑制過氧化脂質的形成。

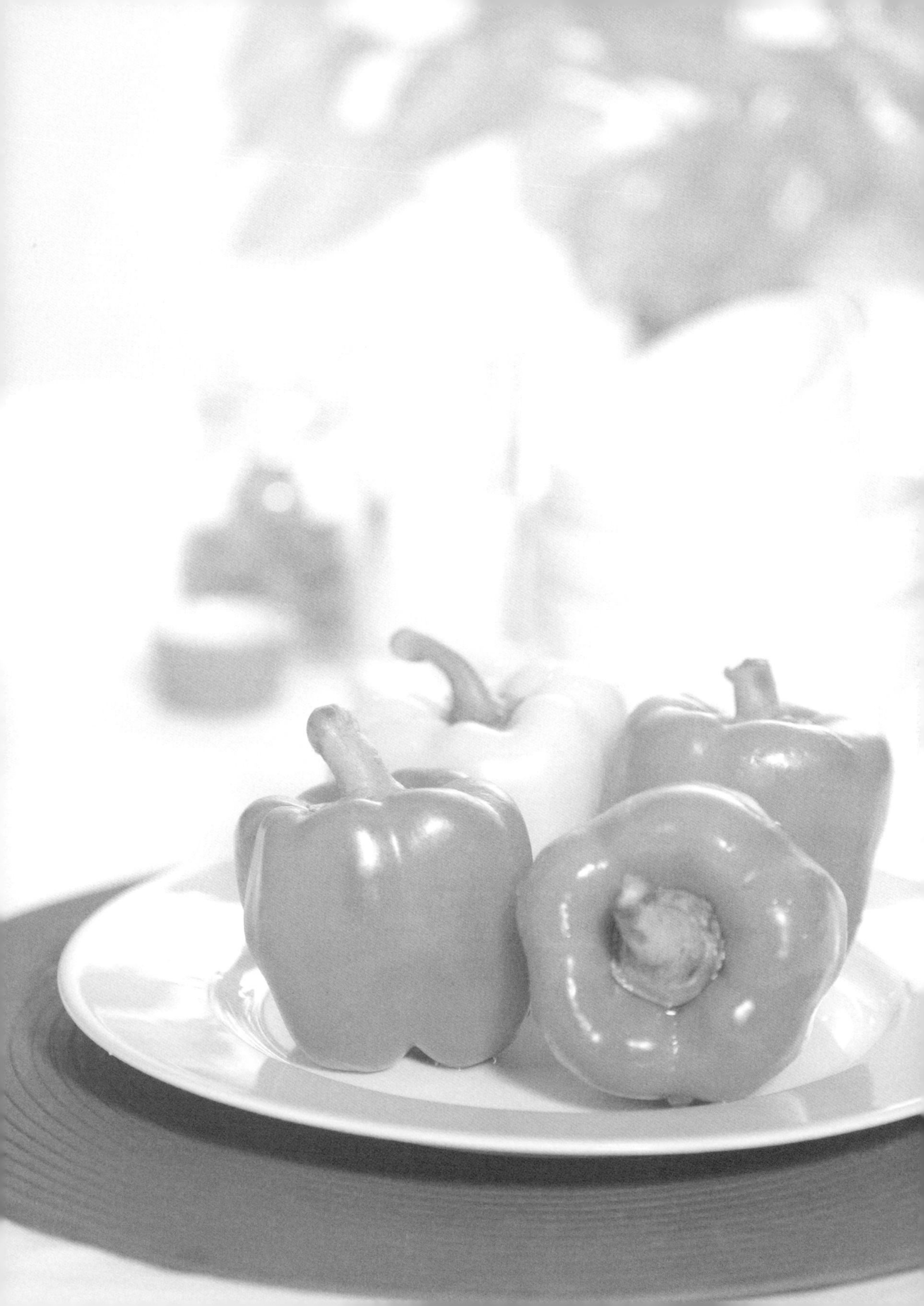

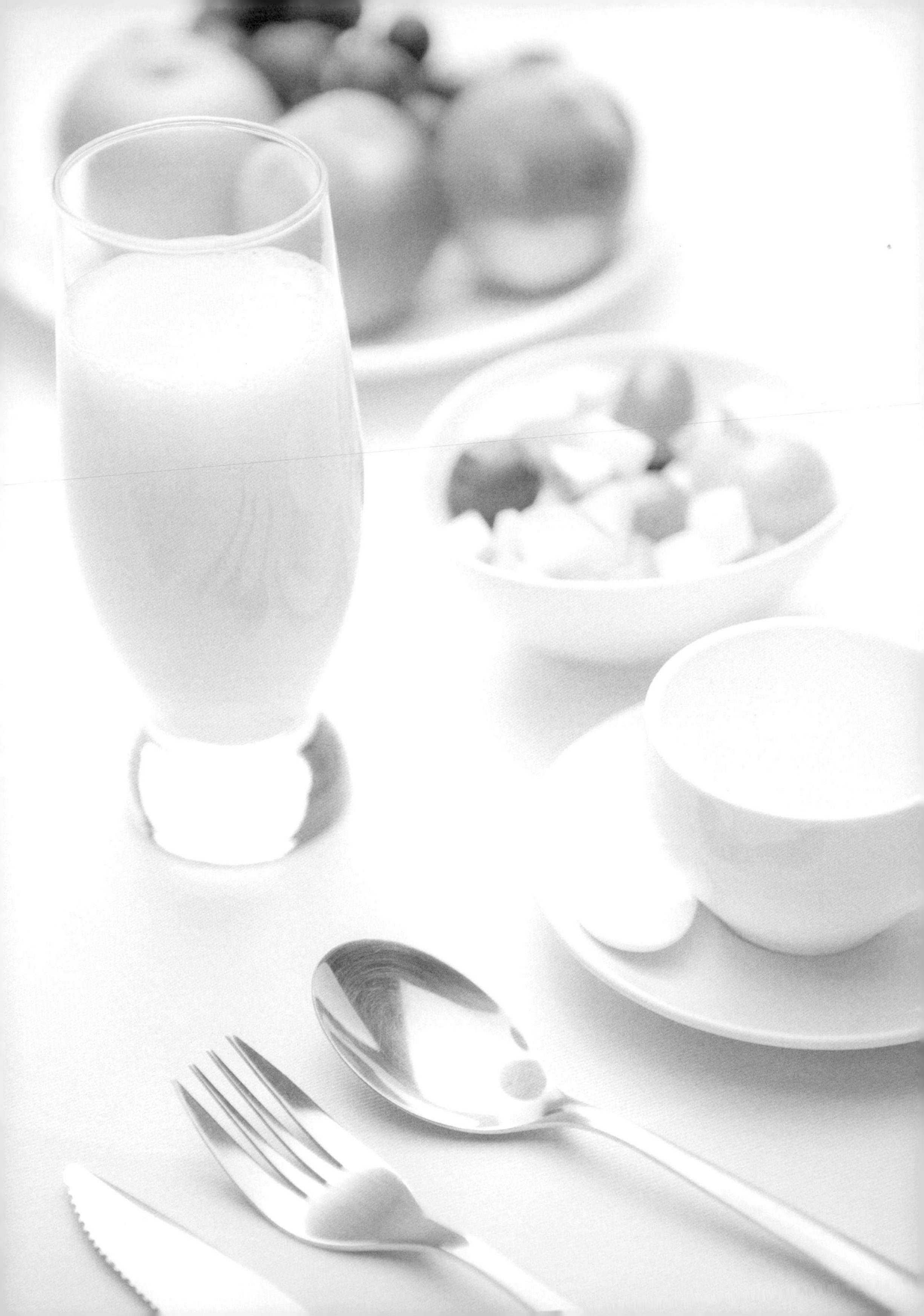

● **大豆異黃酮（isoflavone）**

多酚的一種。存在於黃豆內。具有與性荷爾蒙相似的作用，除了可預防乳癌、前列腺癌，還有改善更年期障礙症狀的功效。但攝取過量可能會影響荷爾蒙平衡。

● **黃豆皂素（saponin）**

黃豆的苦、澀味成分。存在於黃豆的加工食品內。可抑制過氧化脂質的形成。被視為具抗癌、抑制愛滋病毒增生的作用，目前仍在進行研究。

● **柚皮苷（naringin）**

葡萄柚、八朔橘果皮內的苦味成分。可分解血液中的脂肪酸、減輕花粉症的症狀、提高免疫力。

● **乳酸菌（lactobacillus）**

在腸內使糖分發酵、製造乳酸的菌種統稱。乳酸會成為重整腸內環境的好菌之食物，調整腸內的環境（益生菌）。可抑制腸內有害物質的形成，提高免疫力、預防癌症。

● **維生素U（vitamin U）**

維生素樣物質之一。存在於高麗菜內。可促進黏膜的新陳代謝，抑制胃酸分泌。有助於預防胃潰瘍與十二指腸潰瘍。具有修復潰瘍、抗氧化的作用。

● **吡嗪（pyrazine）**

青椒的香味成分。大量存在於青汁原料的芥藍內。可使血液不易凝固、預防血栓以及抑制動脈硬化。

● **植酸（phytic acid）**

具有與維生素相似性質的維生素樣物質之一。抗氧化作用非常強烈，可幫助NK細胞提高免疫力。存在於米糠中。

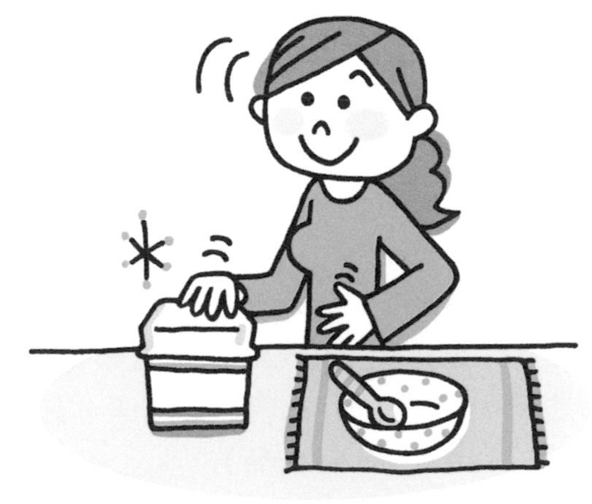

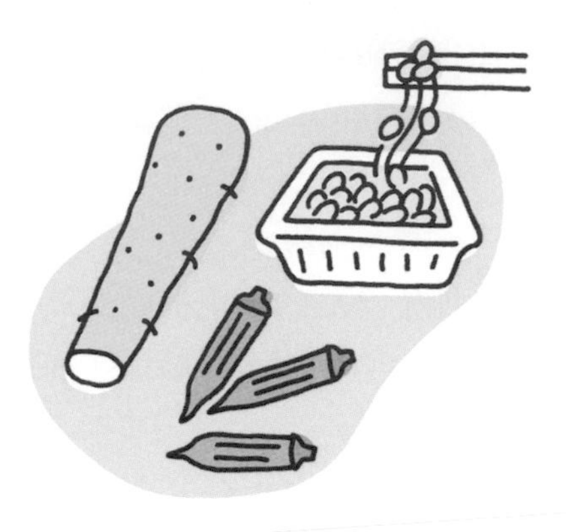

• **鳳梨酵素（bromelain）**

存在於鳳梨等。會分解蛋白質的酵素。具有分解腸內物質的作用。對熱敏感，只要加熱超過60度就會失去作用。

• **檸檬黃素（hesperidin）**

維生素P之一。存在於橘子的薄皮與白色細絲中。可抑制癌症。據說可強化微血管、降低膽固醇，使血液循環暢通。

• **黏蛋白（mucin）**

山藥、秋葵、納豆等產生黏滑物質的總稱。特別是納豆，含量最多。具有保護黏膜的作用。近來有研究報告指出可抑制癌細胞的轉移。但加熱超過60度會使作用變差。

• **芸香素（rutin）**

維生素P之一。蕎麥內的含量很多。可幫助製造膠原蛋白的維生素C，強化微血管。還具有預防高血壓及動脈硬化的作用。

• **蝦紅素（astaxanthin）**

蝦、蟹、鮭魚的紅色色素。具極高的抗氧化作用，約是維生素E的1000倍。可防止膽固醇氧化、預防動脈硬化。經由動物實驗證實可抑制免疫力的下降，具抗癌作用。

• **穀胱甘肽（glutathione）**

由3種氨基酸構成。除了豬的腰內肉、牛肝、牡蠣等，也存在於小松菜、蘆筍內。具抗氧化作用，可提高解毒功能。

• **牛磺酸（taurine）**

存在於花枝、章魚、貝類等。氨基酸的一種。可使血壓保持正常，降低膽固醇。改善血液循環，有助於肝臟的運作。

• **甜菜鹼（betaine）**

除了蝦、筍之外，甜菜內的含量也很多。可增加鮮味，使味道變得溫順，所以被當成食品添加物使用。還會將有害的高半胱胺酸（homocysteine），轉變為體內需要的蛋氨酸（methionine）。

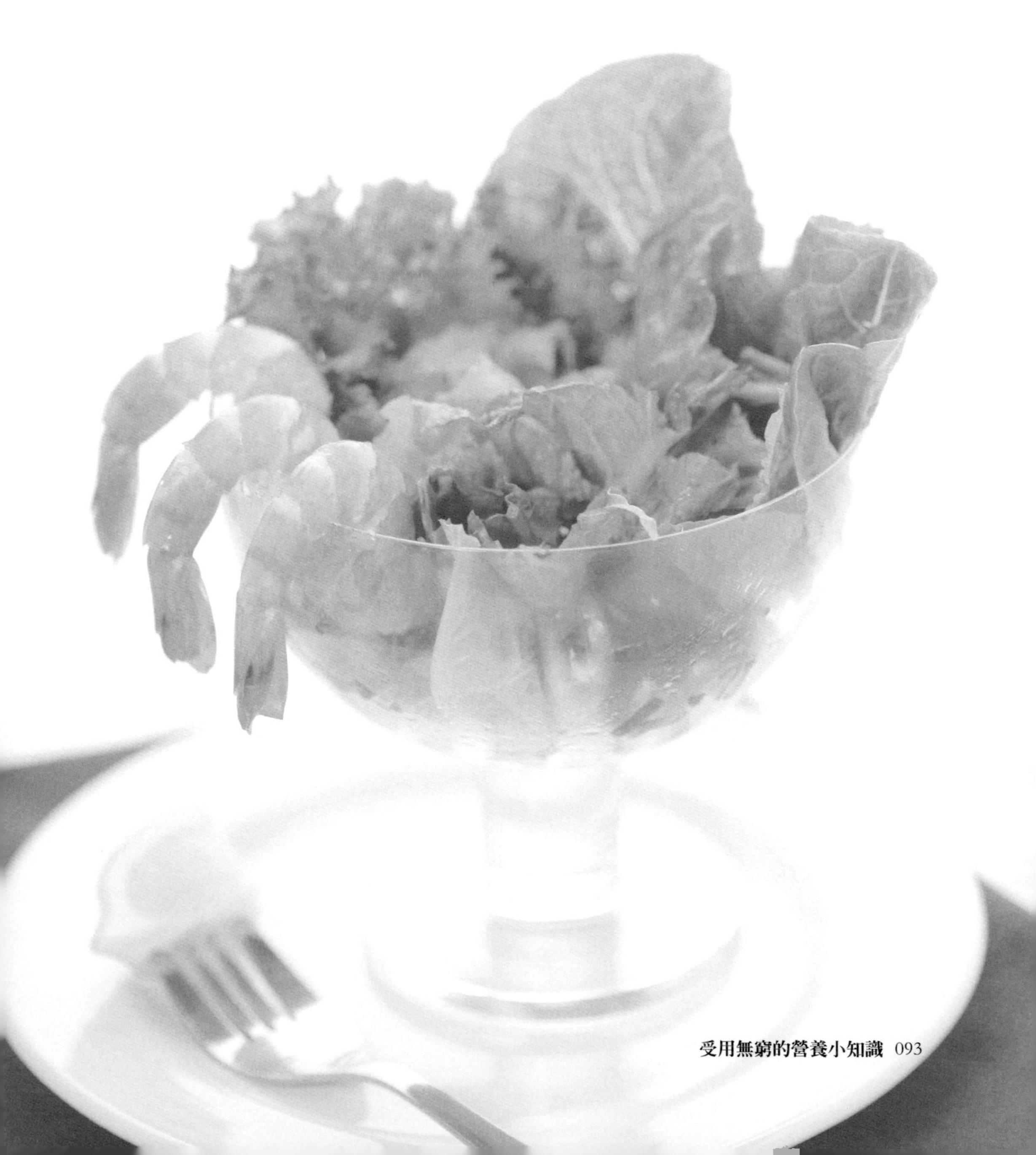

食物與癌症的關係

	口腔癌	鼻咽癌	喉頭癌	食道癌	肺癌	胃癌	胰臟癌	膽囊癌	肝癌
蔬菜	↓		↓	↓	↓	↓	↓		↓
水果	↓		↓	↓	↓	↓	↓		
胡蘿蔔素類				↓	↓	↓			
維生素C	↓			↓	↓	↓	↓		
礦物質					↓ 硒可降低罹癌風險				
穀類				↑		↓ 全穀粒類最理想			
澱粉						↑			
食物纖維							↓		
綠茶						↓			
運動					↓				
冰箱						↓			
酒精	↑		↑	↑	↑				↑
鹽分			↑ 特別要避免食用鹽漬魚			↑			
肉類							↑		
蛋類									
烹調方式						↑ 加熱烹調產生的焦油會致癌			
動物性脂肪					↑ 全脂肪與飽和脂肪酸會提高罹癌風險				
牛奶與乳製品									
糖類									
咖啡									
食品汙染									↑ 黃麴毒素會提高罹癌風險
肥胖								↑	
吸菸	↑	↑	↑	↑	↑		↑		

⇓ 確實降低罹癌風險　▼ 應該會降低罹癌風險　↓ 有降低罹癌風險的可能

⇑ 確實提高罹癌風險　▲ 應該會提高罹癌風險　↑ 有提高罹癌風險的可能

大腸癌	乳癌	卵巢癌	子宮體癌	子宮頸癌	前列腺癌	甲狀腺癌	腎臟癌	膀胱癌
⇓	▼	↓	↓	↓	↓	↓	↓	▼
	▼	↓	↓	↓		↓		▼
↓	↓			↓				
				↓				
						↑ 碘會提高罹癌風險		
↓								
↓	↓							
⇓ 有效預防結腸癌	↓							
▲	▲							
▲	↑				↑		↑	
↑								
↑ 確實提高罹癌風險								
↑ 全脂肪與飽和脂肪酸會提高罹癌風險	↑ 全脂肪與飽和脂肪酸會提高罹癌風險		↑ 飽和脂肪酸會提高罹癌風險		全脂肪與飽和脂肪酸會提高罹癌風險 ↑			
					↑		↑	
↑								
								↑
↑	▲		⇑				▲	
↑				▲			↑	▲

●此表是根據「營養與癌症的關聯性」（世界癌症研究基金會／1997年）所製

食物與癌症的關係

蔬菜幾乎可降低所有的罹癌風險

前面的表是世界癌症研究基金會，針對與癌症及飲食生活相關的4500種流行病學，所進行的研究。根據這份報告我們能夠得知，蔬果確實能降低多數癌症的罹癌風險。胡蘿蔔素類、維生素C也是如此。

雖有報告指出，罹患大腸癌的風險與蔬菜的攝取量無關，但也有研究顯示，攝取不足會提高大腸癌的罹癌風險。此外像是全穀粒的穀類、膳食纖維及茶等也有降低罹癌風險的可能性。

而冰箱之所以能**降低罹患胃癌的風險**，是因為它可使食品保存於低溫狀態，避免發霉的情況發生。此外由於冰箱的出現，使我們減少對鹽漬保存品的攝取，自然就降低了胃癌的罹患率。

提高罹癌風險的動物性食品

雖然表中並未將動物性蛋白質列入，但動物性脂質卻會提高各種癌症的罹癌風險。此外，適當的運動也會降低罹患大腸癌、肺癌、乳癌的風險。**運動**可幫助血液與淋巴液保持良好的循環。同時，又能防止肌肉衰退、預防老化，建議最好養成每天運動的習慣。身體健康的人可設定**每天1萬步**的目標，體力較差的人不必勉強自己，盡力而為就好。

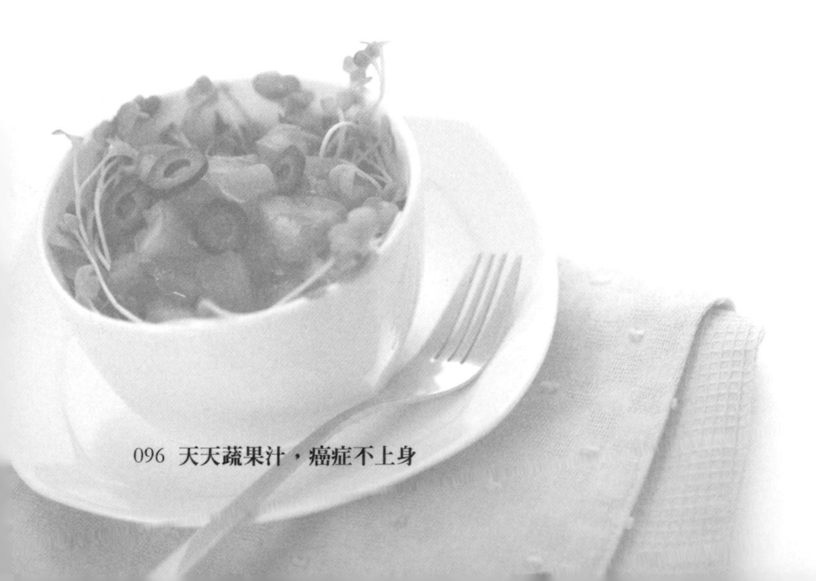

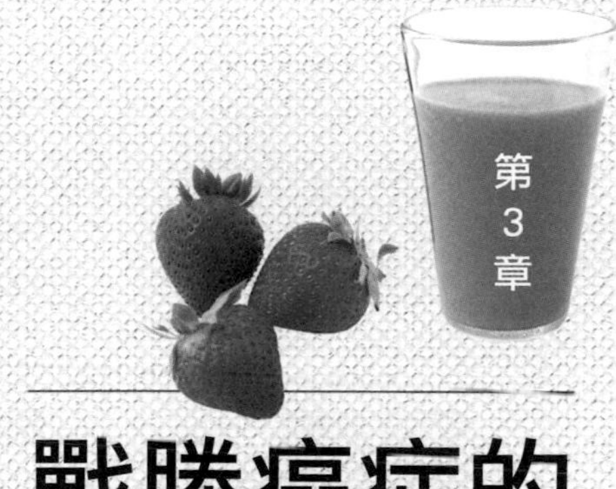

戰勝癌症的食物百科

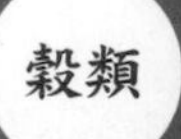
穀類

糙米・五穀米・蕎麥
糙米的抗癌作用正受到關注

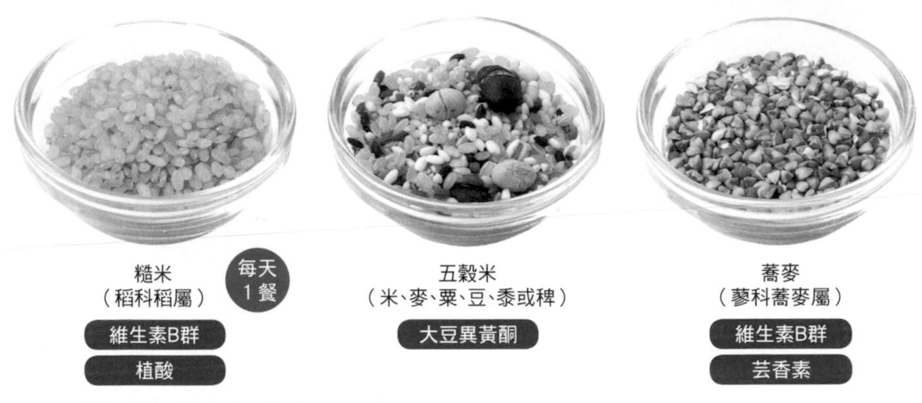
糙米
（稻科稻屬）
每天
1餐
維生素B群
植酸
五穀米
（米、麥、粟、豆、黍或稗）
大豆異黃酮
蕎麥
（蓼科蕎麥屬）
維生素B群
芸香素

含有抗癌物質的糙米

米是由「米糠層」、負責發芽的「胚芽」及營養成分的「胚乳」所構成。一般我們吃的白米只保留胚乳、去除了其他部分。白米被去除的米糠與胚芽含有具抗癌作用的成分。**糙米不但能防癌，對預防糖尿病、腳氣病也很有幫助。**

米糠的膳食纖維中含有大量的**植酸**，可抑制癌細胞增生。且富含維生素B群、維生素E、硒等礦物質及膳食纖維和亞油酸。特別因為含有大量的維生素B群，故食用糙米可使檸檬酸循環順暢，達到防癌效果。

此外，能讓噬食癌細胞的NK細胞（Natural Killer cell；自然殺手細胞）增生的阿拉伯木聚糖膠（arabinoxylan）就是從米糠的半纖維素發酵而來。

只要將富含各種抗癌作用的維生素、礦物質、膳食纖維、抗氧化物質的木酚素與植酸的**糙米當成每天的主食**，便可獲得不錯的防癌功效。

胚芽米或五穀米也是不錯的選擇

不過，有些人對於糙米的獨特氣味實在難以接受。而且，因為不易

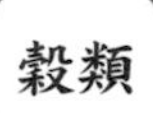

大麥・燕麥・全穀粒小麥

選購全穀粉製成的麵包與穀片

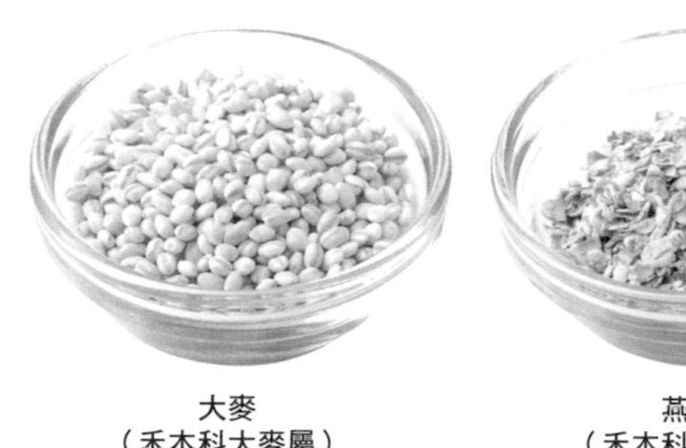

大麥
（禾木科大麥屬）

β葡聚醣

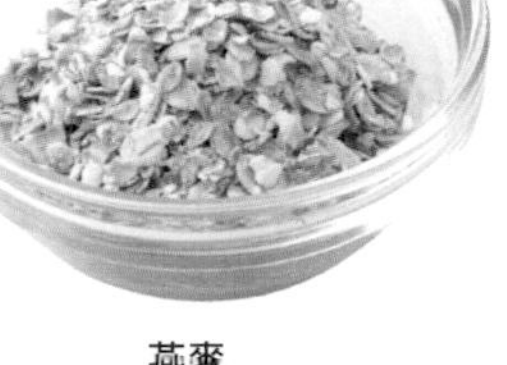

燕麥
（禾本科燕麥屬）

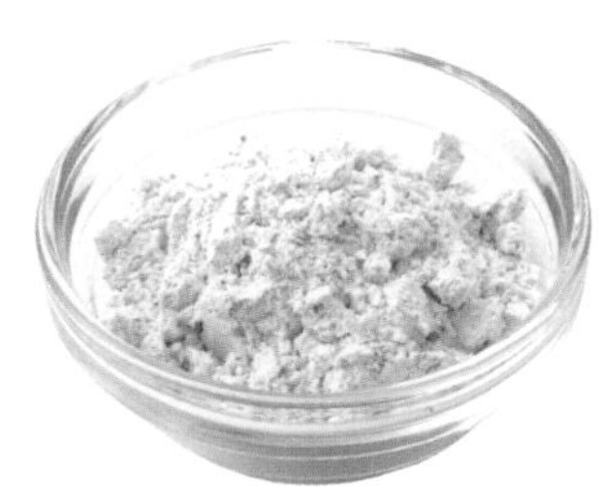

全穀粒小麥
（禾本科小麥屬）

消化、吸收，**腸胃較弱的人並不適合食用**。這時候，不妨試試保留胚芽的胚芽米，或是使糙米發芽的發芽糙米。雖然胚芽米的營養價值比糙米差一些，但吃起來較好入口且易消化、吸收，推薦各位嘗試看看。

小麥和大麥也可多多食用

大麥的膳食纖維近乎白米的**20倍**，而美國食品醫藥局（FDA）也認定β葡聚醣具有降低膽固醇的作用。

小麥和米一樣，比起精製後的麵粉，沒有去除胚芽及外皮（小麥麩）的全穀粒麵粉，其膳食纖維、營養和酵素的含量較豐富。

至於在日本尚未廣為接受的燕麥是燕麥片的主要原料，在美國被認定為防癌的優質食品。生病或高齡且體力衰退的人，建議**可將穀片或燕麥片當成主食**。

種植穀物時使用的農藥多半會殘留在胚芽部分。因此購買未精製的穀類時，請多留意有無使用農藥。因為日本的稻米產量大故較無須擔心，但小麥、大麥、全穀粒麵粉等還是盡可能購買國產品，選擇無農藥或低農藥的較令人安心。

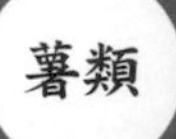

山藥、芋頭、馬鈴薯
具有滋養強壯、降低膽固醇的效果

季節
山藥：冬
芋頭：冬
馬鈴薯：春、初夏

重要的營養素
甘露多醣、半乳聚醣、黏蛋白、維生素C

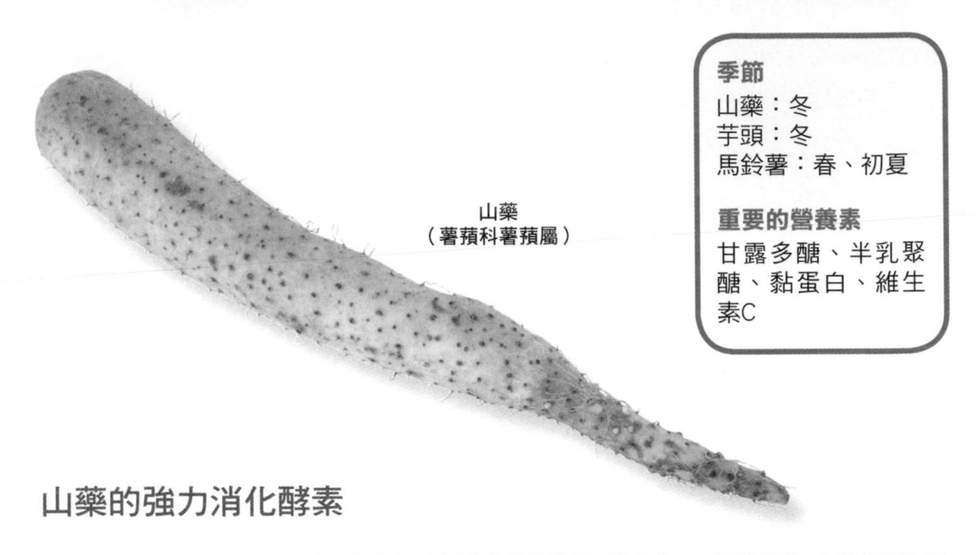

山藥
（薯蕷科薯蕷屬）

山藥的強力消化酵素

山藥中的澱粉酵素（分解澱粉與肝醣的酵素）、澱粉酶（分解澱粉的酵素）、葡萄糖苷酶（將葡萄糖分解為血糖的酵素）等，**消化酵素含量約是蘿蔔的3倍**。

不易消化、吸收的薯類基本上不能直接生食，但消化酵素多的山藥卻是例外。

消化酵素在未經加熱烹調的情況下活性較高，破壞細胞的作用更強。日本人習慣將山藥磨成**山藥泥**，這是能讓消化酵素發揮效用的合理吃法。此外，中醫裡也說，具黏性的食物可**提高免疫力**，所以具黏性的山藥被當作中藥使用。

山藥也富含可將醣類轉換為能量的**維生素B1**、具預防高血壓效果的鉀。

適合預防生活習慣病的芋頭

芋頭的獨特黏滑感來自於甘露多醣、黏蛋白、半乳聚醣等植物纖維。一般認為**甘露多醣**可預防便秘、肥胖、糖尿病及降低膽固醇；**黏蛋白**可保護胃黏膜、預防老化；**半乳聚醣**能預防便祕、有助於血糖值和膽固醇的降低。

另外，芋頭還含有維生素B1、鉀、強健骨骼的鎂、防止貧血的鐵與銅以及與味覺、嗅覺和免疫功能、性腺功能、酒精代謝等有關的鋅。

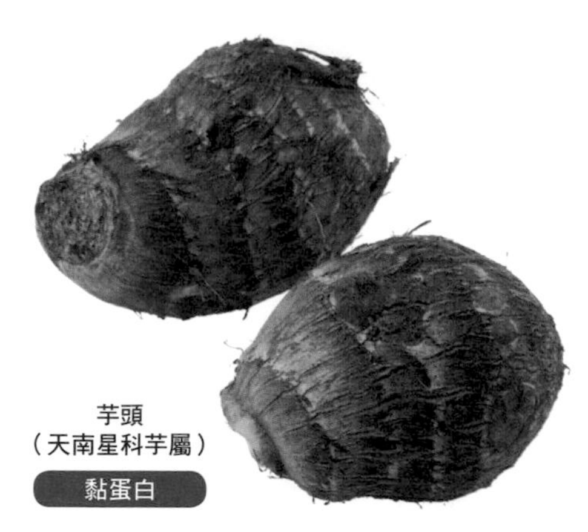

芋頭
（天南星科芋屬）
黏蛋白

馬鈴薯具有高抗氧化作用

馬鈴薯富含**維生素C與鉀**。維生素C具有高抗氧化作用，可抑制細胞癌化、動脈硬化的惡化及預防老化。且可提高免疫力，對骨骼和皮膚的健康也很有幫助。

鉀會調整體內的礦物質平衡，具預防高血壓的功效。

基本上維生素C遇熱容易流失，但馬鈴薯所含的維生素C因受到澱粉保護，即使過度加熱也不易受損，可有效率地攝取。

食用山藥時建議請磨成山藥泥。芋頭與馬鈴薯必須加熱烹調。水煮後撒些芝麻粉、七味辣椒粉或海苔粉等佐料一起吃，與大蒜、辣椒一起炒的話風味更佳。

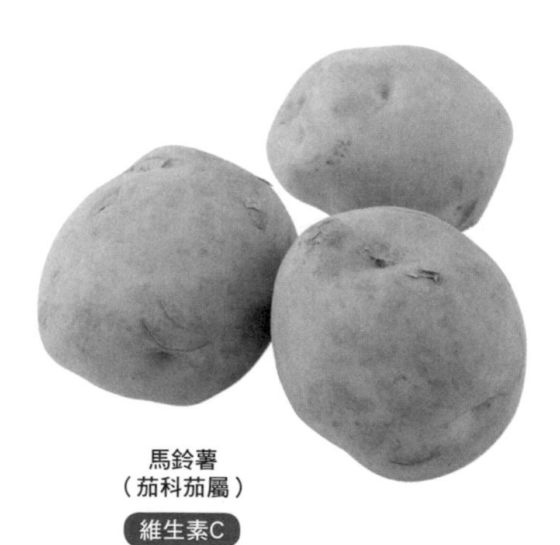

馬鈴薯
（茄科茄屬）
維生素C

豆類

黃豆・黃豆加工食品

大豆異黃酮可抑制癌細胞增生

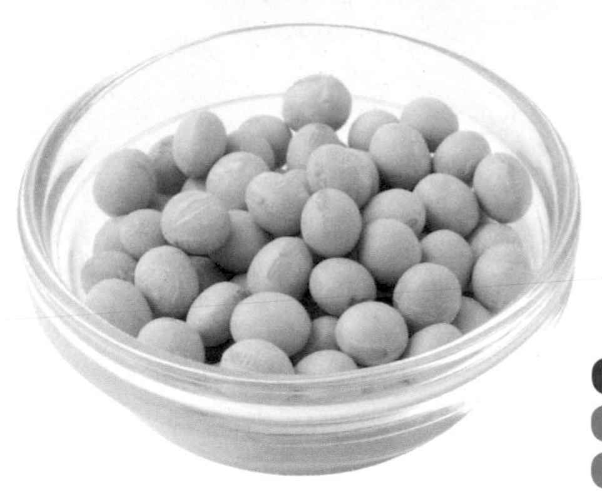

黃豆
（豆科大豆屬）

大豆異黃酮

乳癌

前列腺癌

季節

秋（市面上多為乾燥或水煮罐頭。加工食品也很多）

重要的營養素

大豆異黃酮、維生素B群、維生素E、膳食纖維

防癌食品的代表

大豆異黃酮是黃豆中備受關注的成分。經由京都大學研究所的家森幸男名譽教授的研究證實，多攝取黃豆與黃豆加工製品，使血液中的大豆異黃酮量增加，可抑制乳癌及前列腺癌。

大豆異黃酮的構造與女性荷爾蒙（雌激素）和男性荷爾蒙（雄激素）非常相似。

乳癌與**前列腺癌**的癌細胞裡有性荷爾蒙（雌激素、雄激素）的受體，當癌細胞與性荷爾蒙在該處結合，將促進癌細胞的增生。因此，大量攝取構造與性荷爾蒙相似的大豆異黃酮，它會取代性荷爾蒙進入受體，使性荷爾蒙無法和癌細胞結合，進而抑制癌細胞的增生。

此外，黃豆還含有維生素B群、維生素E及膳食纖維。**維生素B群**，是使體內檸檬酸循環保持順暢的必要成分。近來發現，**檸檬酸循環的障礙與癌症的發生有關**，基於這點，讓人對黃豆的抗癌功效感到期待。維生素E，是具有高抗氧化作用的維生素，防癌效果頗受關注。膳食纖維可使腸道運作順暢，提高腸道免疫、促進排便。

易消化、吸收的黃豆加工食品

攝取由黃豆製成的**豆腐**、**納豆**和**豆漿**等，對防癌也很有幫助。

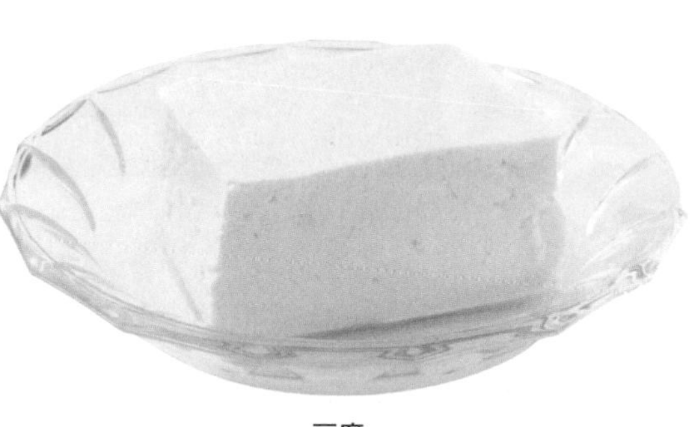
豆腐

納豆是用水煮過的黃豆發酵製成的食品，它是日本引以為傲的保健食品。

納豆的黏性成分中，含有使血液不易凝固、預防動脈硬化的納豆酵素。其作用強烈，據說100g市售的納豆，效果等同於用來治療心肌梗塞發作的血栓溶解劑。但腦梗塞或心肌梗塞病患所服用的抗凝固藥，反倒會因為納豆的**維生素K**阻礙藥效，吃的時候請多節制。

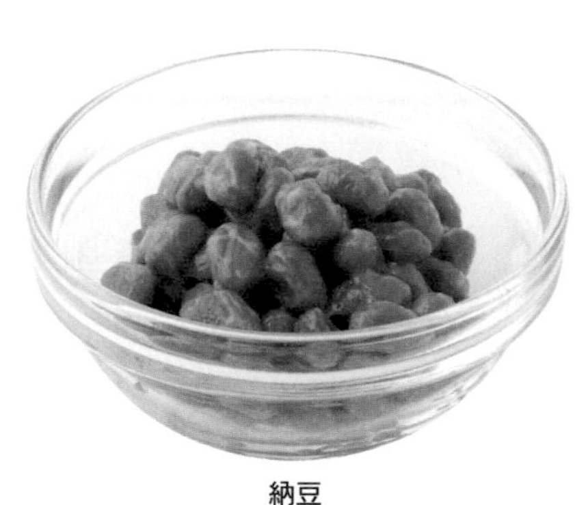
納豆

豆漿是把黃豆磨碎、加熱後去除纖維質的飲品。有些人不喜歡它獨特的味道，但近年來因養生風盛行，於是成為健康飲品。豆漿也可當成湯品，本書將其視為蔬果汁食譜的食材之一。普通市售的豆漿多半有添加糖或其他營養成分，建議各位使用**無糖的純豆漿**。

在豆漿內加入凝固劑使其固態化的食品即豆腐。其料理用途廣泛，是你我都熟悉的食物。請各位積極攝取植物性蛋白質來取代動物性蛋白質，每天1塊豆腐或食用等量的納豆、豆漿。

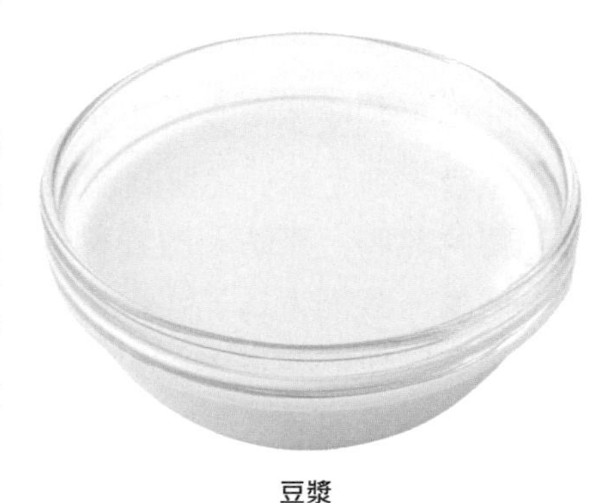
豆漿

蔬菜

高麗菜・高麗菜心

每天1／4個高麗菜有助於防癌

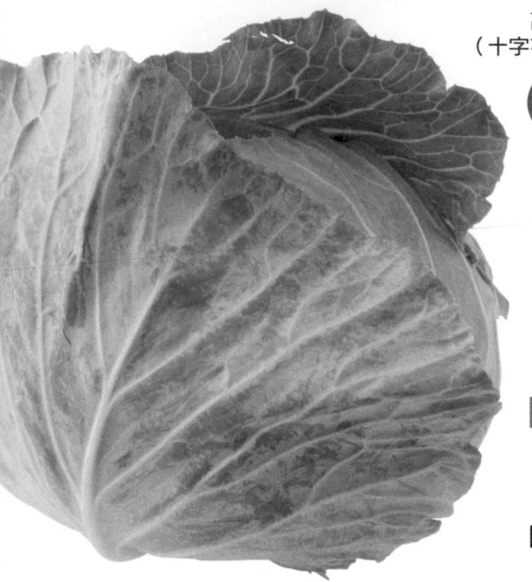

高麗菜
（十字花科蕓薹屬）

每天
1/4個

季節
春、冬

重要的營養素
維生素C、異硫氰酸酯、維生素U

保存方法
去芯後，用沾濕的餐巾紙包起來放進冰箱保存。切開後因無法久放，請盡早使用完畢。

防癌效果僅次於胡蘿蔔

高麗菜中的**異硫氰酸酯，具有強烈的制癌效果**。而高麗菜所富含的維生素C（100mg中含有41mg）具抗氧化作用，可抑制活性氧導致的罹癌風險及癌細胞的增生。在「飲食金字塔」中，它也獲得第二高的評價。還有研究報告指出，高麗菜有助於預防**膀胱癌**和**肺癌**。

保護胃黏膜，預防胃潰瘍

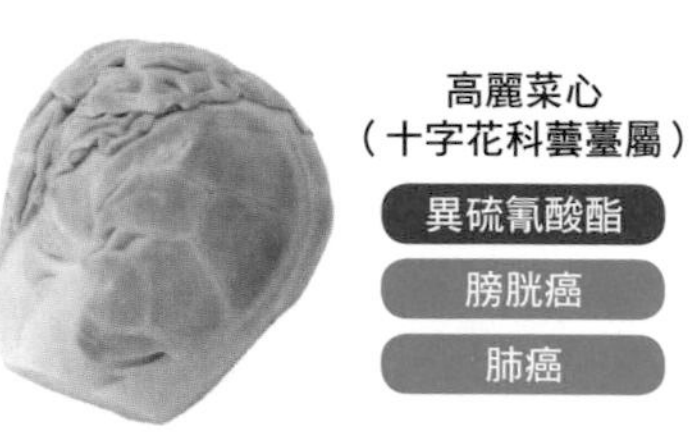

高麗菜心
（十字花科蕓薹屬）

異硫氰酸酯

膀胱癌

肺癌

此外，高麗菜也含有**可預防胃潰瘍**的維生素U。維生素U又稱高麗菜素，**可保護腸胃的黏膜，預防、改善胃潰瘍及十二指腸潰瘍**。歐洲人為了強健腸胃，有飲用高麗菜汁的習慣。

但高麗菜的維生素C**經過加熱就會流失一半以上**。另外，**切絲的高麗菜泡水後，也會失去約20%的維生素C**。

高麗菜心略帶獨特的苦味，其維生素C含量每100g中有160mg，將近是高麗菜的4倍。

蔬菜

花椰菜

含有強烈的抗癌成分

可抑制癌症的異硫氰酸鹽

花椰菜中的**異硫氰酸鹽**，是油菜科蔬菜所含的硫磺化合物之一，**具強烈的抗癌作用**。雖然異硫氰酸鹽是花椰菜中的成分，但經過刀切或磨碎就會產生變化。因耐熱性高，即便水煮或翻炒仍可保有抗癌效果。

此外，它也含有可防癌的胡蘿蔔素、使檸檬酸循環順暢的維生素B群、抑制活性氧的危害並提高免疫力的維生素C、E，以及預防貧血的鐵及葉酸。

菜芽（sprout）的效果更甚

菜芽是發芽蔬菜的總稱。1997年時，美國的保羅特拉雷（Paul Talalay）博士在學會上，發表了花椰菜等油菜科蔬菜的菜芽，含有大量的異硫氰酸鹽，而開始受到關注。**花椰菜芽所含的異硫氰酸鹽，是熟成花椰菜的20倍以上**。想獲得抗癌功效，請選擇菜芽或新鮮的花椰菜。

季節
秋、冬（花椰菜芽為整年）

重要的營養素
異硫氰酸鹽、胡蘿蔔素、維生素B群、維生素C、鈣

保存方法
裝入保鮮袋後放進冰箱冷藏，可保存4天～5天。建議盡早使用完畢。

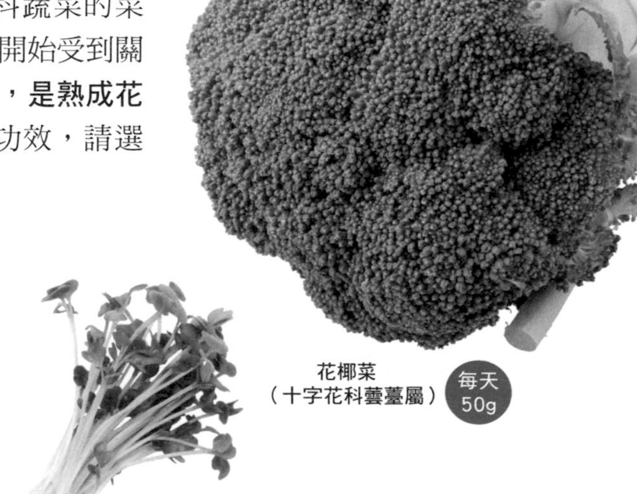

花椰菜（十字花科蕓薹屬）每天50g

花椰菜芽（十字花科蕓薹屬）異硫氰酸酯

蔬菜

白花椰菜

富含油菜科蔬菜特有的制癌解毒成分

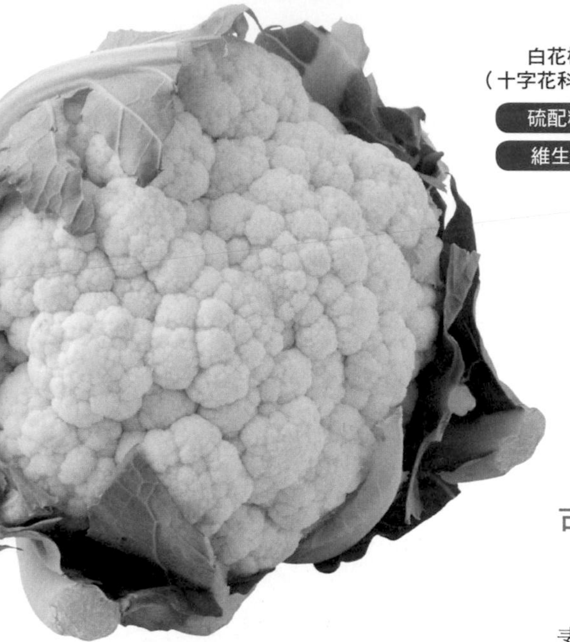

白花椰菜
（十字花科蕓薹屬）

硫配糖體

維生素C

季節
冬

重要的營養素
維生素C、鉀、硫配糖體

保存方法
用保鮮膜包好或裝入保鮮袋後，放進冰箱冷藏。若置於20度以上之處，會促使其開花。

可與高麗菜匹敵的抗癌作用

白花椰菜是高麗菜的親戚。其維生素C含量**每100g中有81mg**。維生素C具高抗氧化力，可抑制癌症、老化與生活習慣病。也可提高免疫力。此外，可調整體內礦物質平衡的鉀含量也很豐富。

白花椰菜的維生素C加熱也不易流失，是非常適合用來補充維生素C的蔬菜之一。最近市面上出現了多種顏色的白花椰菜，依顏色的不同其營養成分也有所差異。

提高肝功能，抑制癌症發生

油菜科蔬菜皆含有**硫配糖體**這種成分。此成分可提高肝臟的運作，強化有害物質的解毒作用。部分的有害物質會引發癌症，經由動物實驗證實，只要攝取硫配糖體，**即使致癌物質進入體內，也可以抑制癌症的發生**。

蔬菜

小松菜

硫配糖體與穀胱甘肽可抑制癌症

黃綠色蔬菜的代表

小松菜與菠菜並列為黃綠色蔬菜的代表。它富含具高抗氧化作用的胡蘿蔔素和維生素C，可預防癌症及動脈硬化。

因為是油菜科植物，所以含有具抗癌作用的**硫配糖體**。此成分有助於肝臟的功能，可提高有害物質的解毒作用。經由動物實驗證實，只要攝取硫配糖體就不易罹癌。

此外，小松菜也含有大量的**穀胱甘肽**。根據美國哈佛大學與德國圖林根大學的動物實驗證實，**穀胱甘肽具有抗癌效果**。

可直接生食的優質蔬菜

小松菜的草酸與澀味較菠菜少，故烹調時可省去汆燙去澀的步驟。因為可直接生食，很適合當作蔬果汁的材料。在產量大的冬季不妨多多利用。

雖然鈣質的吸收率比不上乳製品，但食用小松菜等蔬菜可將具高抗氧化作用的維生素一起攝取，效果更佳。

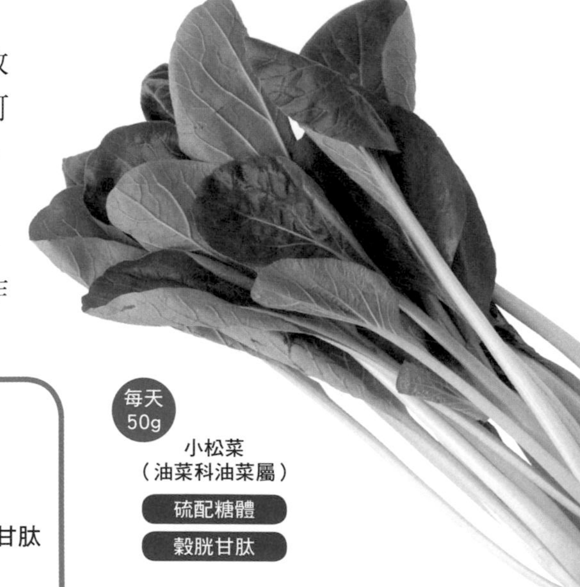

每天 50g

小松菜（油菜科油菜屬）

硫配糖體

穀胱甘肽

季節

冬

重要的營養素

胡蘿蔔素、維生素B群、維生素C、鈣、穀胱甘肽

保存方法

用稍微沾濕的報紙包好，裝入保鮮袋放進冰箱。因為鮮度易流失，故請盡早使用完畢。

蔬菜

大頭菜

維生素C與硫配糖體的作用活躍

季節

春、冬

重要的營養素

胡蘿蔔素、維生素C、硫配糖體

保存方法

將根與葉分開，各自以沾濕的報紙包好後，放入冰箱。注意！葉子無法久放。

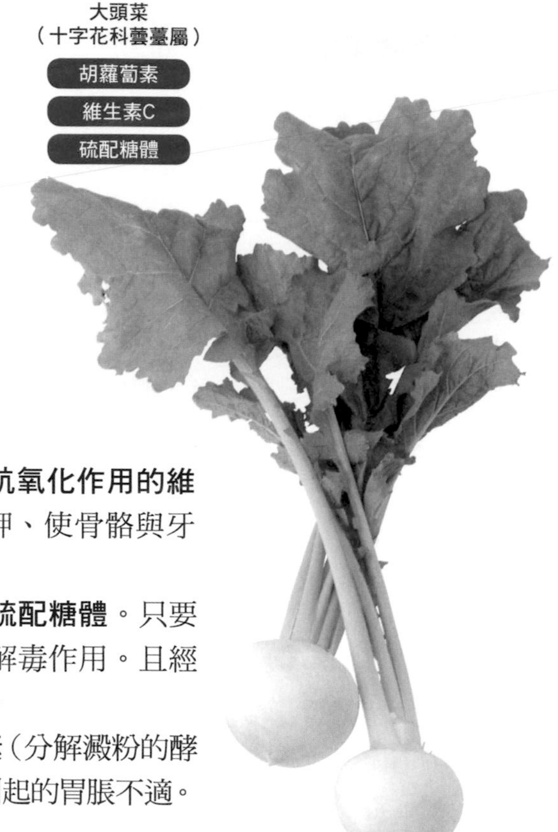
大頭菜
（十字花科蕓薹屬）
胡蘿蔔素
維生素C
硫配糖體

含有抗癌成分的根部

大頭菜的根，富含具**強烈抗氧化作用的維生素C**，以及可改善高血壓的鉀、使骨骼與牙齒強健的鈣。

油菜科的大頭菜同樣含有**硫配糖體**。只要攝取此成分，就能活化肝臟的解毒作用。且經動物實驗證實，具有制癌功效。

此外也含有大量的**澱粉酵素**（分解澱粉的酵素）。可促進消化，改善吃太飽引起的胃脹不適。

葉子也請多加利用

大頭菜葉也是黃綠色蔬菜的一種，含有豐富的營養成分。有些人只食用根部（白色部分）丟掉葉子，這麼做實在很可惜。

大頭菜葉富含胡蘿蔔素、維生素C及膳食纖維。胡蘿蔔素在體內會轉變為維生素A，提高免疫力、發揮防癌效果。維生素C具高抗氧化作用，可預防癌症和老化，膳食纖維則可促進排便順暢。

但葉子部分會有農藥殘留，請仔細洗淨後再使用。

蔬菜

蘿蔔

辣味成分中具有強烈的抗氧化作用

含有數種消化酵素

蘿蔔根部內含豐富的消化酵素。澱粉酶可預防、改善吃太多引起的胃灼熱，以及消化不良等症狀；**氧化酶**可對煎魚時產生的**焦油與致癌物質，進行解毒**。

此外蘿蔔的辣味成分，來自於異硫氰酸酯這種硫磺化合物，它是種高抗氧化物質。除了**可強化肝臟的解毒作用**、防癌及減少血栓的形成，也具有殺菌等功效。比起綠色的頭部，辣味較強的根部含量更多。

促使TNF（腫瘤壞死因子）增加

帝京大學藥學系的山崎正利教授在動物實驗中，使用了磨碎蘿蔔泥製成的上澄液（即粗萃取液）後發現，**使腫瘤（癌細胞）壞死的TNF增加了**。雖然目前尚無與該成分相關的詳細資料，但蘿蔔的成分確實能提高白血球的運作。

蘿蔔葉內富含可在體內轉化為維生素A的胡蘿蔔素、維生素C、維生素E。這3種維生素皆具有強烈的抗氧化作用，在體內可去除活性氧，達到防癌效果。

蘿蔔
（十字花科蘿蔔屬）

胡蘿蔔素

維生素C

異硫氰酸酯

季節

冬

重要的營養素

異硫氰酸酯（根）、胡蘿蔔素（葉）、維生素C（葉）

保存方法

將根與葉分開，各自以沾濕的報紙包好後放入冰箱。注意！葉子無法久放。

蔬菜

油菜花
代表春天的防癌蔬菜

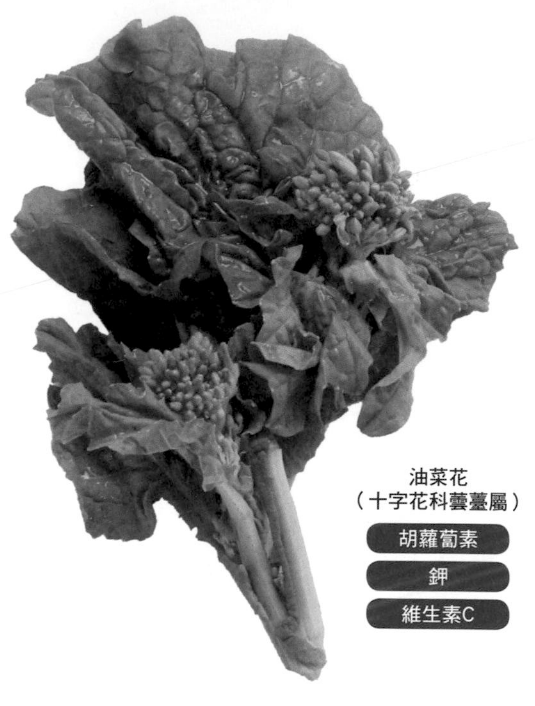

油菜花
（十字花科蕓薹屬）

胡蘿蔔素
鉀
維生素C

季節
春、冬

重要的營養素
胡蘿蔔素、維生素C、鉀、鈣

保存方法
用沾濕的報紙包好後放入冰箱保存。

胡蘿蔔素含量No.1的蔬菜

象徵春天來臨的油菜花含有非常多種類的營養成分。一般我們食用的油菜花都是在結出花苞時採收。其鈣質與鉀的含量分別與小松菜、國王菜不相上下，每100g中有**2000μg以上的胡蘿蔔素**，約是小松菜的三分之二。且維生素C每**100g中有130mg**，比荷蘭芹還豐富。

營養方面如此出色的油菜花在當季的時節較容易取得。若一次生食約50g可攝取1100μg的胡蘿蔔素、1.7g的維生素E、65mg的維生素C、195mg的鉀及125μg的維生素K等維生素及礦物質，這也是它最吸引人的地方。**初春時節請積極食用**這個有助於防癌的蔬菜。

強烈的抗氧化成分

胡蘿蔔素、維生素C具有高抗氧化作用，對防癌、預防動脈硬化及老化很有幫助。因為可直接生食，請製成蔬果汁有效地攝取。

蔬菜

青江菜

豐富的胡蘿蔔素與維生素C可預防體內的氧化

近年來大受歡迎的中國蔬菜

中國蔬菜中最廣為人知的黃綠色蔬菜就是青江菜。青江菜又名青梗白菜。菜梗綠色的是青江菜，白色的則稱為白菜。白菜的胡蘿蔔素含量較少。

青江菜含有豐富的高抗氧化成分：**胡蘿蔔素與維生素C，可預防癌症、動脈硬化及老化等**。鉀可改善體內的礦物質平衡，鈣對強健骨骼和牙齒有所幫助。

使血液濃度維持良好的平衡

此外，還含有具止血作用的維生素K。若想維持身體健康，必須讓血液循環保持通暢。因為血液需要取得纖溶系（纖維素溶解系；使血液清澈的性質）與凝固系（血液凝固因子；使血液凝固的性質）的平衡，故攝取維生素K讓血液保持適度的黏稠度也很重要。而且，維生素K還有促使鈣質停留於骨骼的效用。

由於青江菜本身並無特殊澀味且味道清淡，所以很適合製成蔬果汁。烹調的方式很多，如熱炒、汆燙淋醬、燉煮、煮湯、涼拌等。用油炒過後可提高脂溶性的胡蘿蔔素之吸收率。

季節
秋

重要的營養素
胡蘿蔔素、維生素C、維生素K

保存方法
用沾濕的報紙包好後放入冰箱保存。因無法久放請盡早使用完畢。

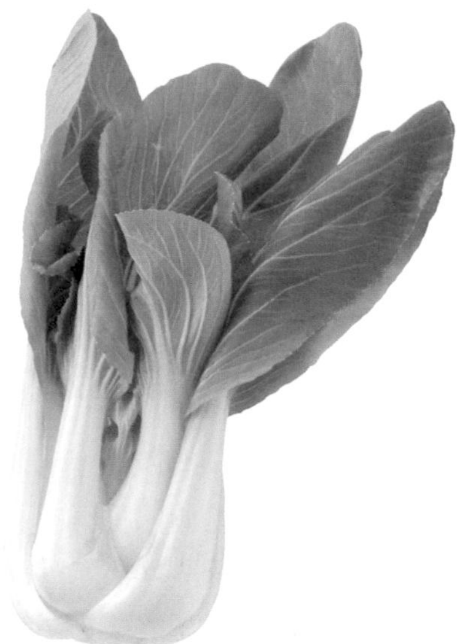

青江菜
（十字花科蕓薹屬）

胡蘿蔔素

維生素C

蔬菜

胡蘿蔔

對預防肺癌及胃癌具有極高功效

季節
春、秋

重要的營養素
胡蘿蔔素、鉀、茄紅素

保存方法
夏季時用保鮮膜包好後放入冰箱。其他季節時就放在陰暗涼爽的地方保存。若發現切口處變黑就表示鮮度正在減退。

每天2根

胡蘿蔔
（傘形科胡蘿蔔屬）

胡蘿蔔素

肺癌

胃癌

顏色愈深胡蘿蔔素愈豐富

胡蘿蔔最大的特徵是豐富的胡蘿蔔素。胡蘿蔔素（carotene）的語源來自英語名的carrot。一般認為顏色愈深所含的胡蘿蔔素量愈多。胡蘿蔔素在人體內會轉變為維生素A，提高免疫力。且因具有高抗氧化作用，可有效防癌及改善癌症體質。

尤其是預防**肺癌**與**胃癌**的功效極高。根據某項調查顯示，罹患肺癌與胃癌的病患，其血液中的胡蘿蔔素含量比健康的人低。

也有報告指出**每天喝胡蘿蔔汁的人比起沒喝的人，罹癌率較低**。知名的癌症食療法葛森療法也是主張飲用大量的胡蘿蔔汁。

葉子也含有豐富的營養成分

胡蘿蔔葉內含有豐富的胡蘿蔔素及各種維生素、鉀、鈣。每種成分都有助於防癌。

不過胡蘿蔔在栽種時會使用農藥，所以如果要食用葉子的部分最好還是選購無農藥的較無安全疑慮。

蔬菜

西洋芹

清爽的香味成分有助於防癌

香味成分具有健康功效

目前市售的西洋芹有白芹、莖部同為綠色的綠芹、形似鴨兒芹的迷你芹等。

西洋芹獨特的清香來自於**芹菜鹼**和**吡嗪**。芹菜鹼除了可增進食慾，還能幫助神經抑制急躁的情緒。吡嗪可**防止血栓形成、預防動脈硬化**，有助於防癌。

此外，還含有豐富的胡蘿蔔素與維生素C，兩者皆為高抗氧化成分，可達到防癌效果。深綠色的葉子部分所含的胡蘿蔔素約為白色部分（莖）的2倍。

同時，西洋芹也含有可改善高血壓的鉀、強健骨骼和牙齒的鈣。

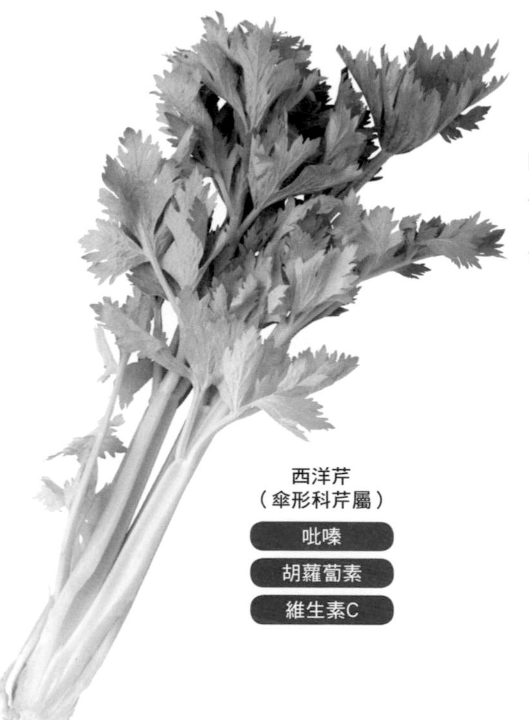

直接生食或是加熱都很美味

生食可品嘗到清爽的風味，相當適合製成蔬果汁。也可嘗試做成沙拉、熱炒、燉煮、煮湯等多種調理方式。

季節
冬～春

重要的營養素
胡蘿蔔素、維生素C、鉀、芹菜鹼、吡嗪

保存方法
將葉與莖分離，裝入保鮮袋後放入冰箱保存。

蔬菜

荷蘭芹

芹菜腦與葉綠素的作用活躍

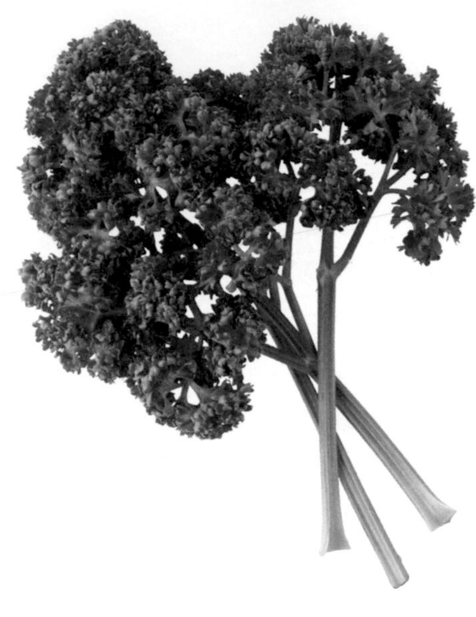
荷蘭芹
（傘形科歐芹屬）
胡蘿蔔素
維生素C
維生素E
葉綠素

季節
春、冬

重要的營養素
胡蘿蔔素、維生素B群、維生素C、維生素E、葉綠素

保存方法
稍微沾濕、裝入保鮮袋後放進冰箱保存。

香味的精油成分可調整身體狀態

據說西方國家從西元前就已經開始食用荷蘭芹，但在日本卻一向被當成擺盤用的蔬菜。其實它是擁有許多優秀營養成分的蔬菜，不吃真的很可惜。

荷蘭芹內含大量的**維生素A（胡蘿蔔素）、C、E**，這些成分被稱為**防癌的王牌**。而維生素B群和礦物質可調整全身的功能，維持體內的平衡。

荷蘭芹帶有特殊氣味，主要成分是名為**芹菜腦**的**香精**。它能促進胃液分泌，增加食慾、幫助消化。還可抑制口臭與體臭，且強烈的利尿作用可調整腎臟功能。荷蘭芹鮮艷的綠色來自於葉綠素，此成分可抑制血液中的膽固醇上升，具有防癌作用。

製成蔬果汁有效率地攝取

荷蘭芹除了拿來當成擺盤裝飾，切碎後加入熱湯或奶油燉菜中，或與麵包粉混合製成炸物的麵糊都不錯。雖然具有獨特氣味，但做成蔬果汁後便可大量攝取。

蔬菜

明日葉

擁有強韌生命力的抗氧化蔬菜

榨出的汁液含抗氧化成分

明日葉是日本八丈島的土產之一。「明日葉」的命名由來是，即使今天摘下葉子，明天還會長出來，象徵著強韌的生命力與成長之快速。

切開明日葉的莖會流出獨特的黃色汁液。這種黃色汁液中含有苯基苯乙烯酮化合物，此物質具高抗氧化作用，**不但能防癌，還可預防潰瘍、血栓**。此外據說還有強烈的殺菌功效。

可預防癌症的香豆素

明日葉還含有**香豆素**這種抗氧化物質。香豆素存在於八朔橘等柑橘類水果中，具有抗癌作用。且富含胡蘿蔔素與維生素C，**防癌效果受到期待**。另外還有可改善高血壓的鉀、強健牙齒和骨骼的鈣。

明日葉的葉、莖均可食用。春天到初夏這段時間葉子柔軟，適合製成蔬果汁。其他時期葉子口感偏硬、帶有澀味，使用前先浸泡於水中2～3小時即可。除了水煮、汆燙淋醬或涼拌，也可熱炒、炸成天婦羅或和味噌湯一起煮。

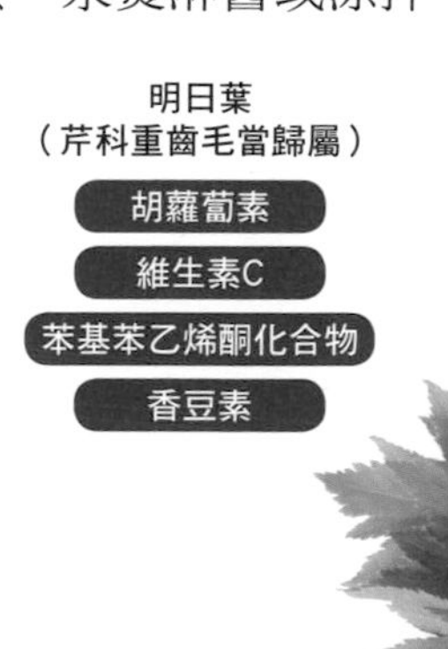

季節
夏

重要的營養素
胡蘿蔔素、維生素C、苯基苯乙烯酮化合物、香豆素

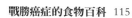

保存方法
稍微沾濕、用報紙包好後放進冰箱保存。

蔬菜

洋蔥

使血液清澈，疾病不上身的強力助手

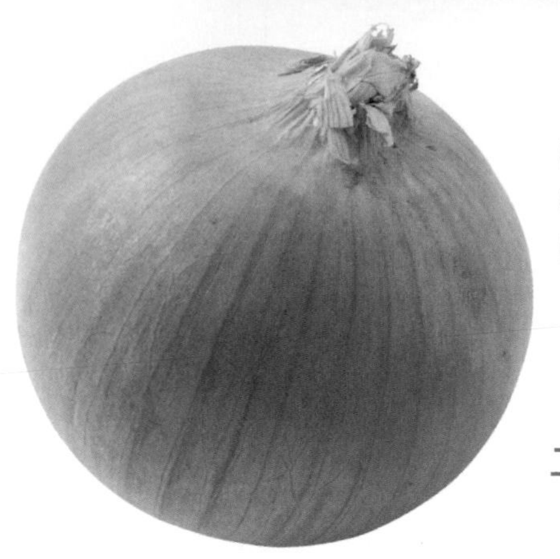

洋蔥
（蔥科蔥屬）

蒜素

山奈酚

槲黃素

季節
春

重要的營養素
蒜素、山奈酚、槲黃素

保存方法
保存在通風良好的陰涼處。

二丙烯基硫化物大活躍

一般常說只要吃洋蔥，**身體就會很健康、不生病**。這是因為洋蔥所含的**二丙烯基硫化物**，適時發揮了作用。

說到二丙烯基硫化物，最具代表的就是**蒜素原**。洋蔥經刀切或磨碎後，蒜素原會變成其獨特氣味來源的蒜素，一與空氣接觸就變化成各種硫磺化合物。蒜素和維生素B1結合後會變成**大蒜硫胺素**（alinamin），對檸檬酸循環產生作用，發揮抗癌功效。由於體內不易儲存維生素B1，若不微量攝取容易發生不足的情況。**當蒜素變成大蒜硫胺素後就能長時間保存於體內**。

硫磺化合物對降低膽固醇、防止血栓、促進血液循環及預防動脈硬化都很有幫助。

活化有助防癌的NK細胞

蒜素還具有**活化攻擊體內異物與癌細胞的NK（Natural Killer）細胞的作用**。且含有高抗氧化作用的多酚，像是山奈酚和槲黃素。

初春收成辣味較淡的新洋蔥，可切成薄片後直接食用。辣味較強烈的可先用醋醃漬約一星期後，再直接吃或加到沙拉裡一起吃。醃漬的醋還可拿來當成沙拉的淋醬。如此一來就能同時攝取維生素B1。

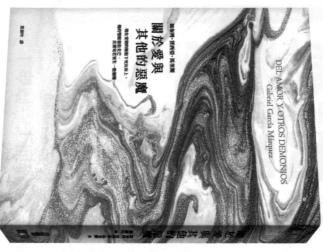

蔬菜

蔥

提升免疫力、具預防感冒的效果

有助防癌的二丙烯基硫化物

蔥與洋蔥一樣含有豐富的**二丙烯基硫化物**。目前已知二丙烯基硫化物可發揮各種藥效，其一的蒜素和維生素B1結合會變成大蒜硫胺素，可消除疲勞、促進體內的醣分代謝且有助於防癌。

此外，二丙烯基硫化物還有**活化NK細胞**（攻擊體內癌細胞等異物）的作用，對防癌助益不小。而且還能使血液不易凝固，預防心肌梗塞與腦梗塞，以及抑制血糖值和血壓上升的作用。

蔥更被證實具有等同於阿斯匹靈的止痛、解熱功效，因此日本人只要感冒就習慣喝蔥湯。

胡蘿蔔素與維生素C可抑制癌症

蔥也含有大量的高抗氧化作用的胡蘿蔔素和維生素C。

主要分為蔥白部分較多的大蔥與蔥綠部分較多的葉蔥。說到胡蘿蔔素等有效成分，偏綠的葉蔥比大蔥含量更多。不過，二丙烯基硫化物則是大蔥的蔥白部分較多。大蔥的蔥綠部分也含有胡蘿蔔素。

除了切成蔥花拿來拌納豆、冷豆腐或是當湯的佐料，也可用來燉煮及熱炒。

季節
冬

重要的營養素
蒜素、胡蘿蔔素、維生素C

保存方法
用報紙包好後放在陰涼處或冰箱內保存。

蔥
（蔥科蔥屬）
＊圖片為大蔥

蒜素
胡蘿蔔素
維生素C

蔬菜

大蒜
最頂級的防癌食品

季節
春

重要的營養素
蒜素、硒

保存方法
保存通風良好的陰涼處。

大蒜
（蔥科蔥屬）

蒜素

硒

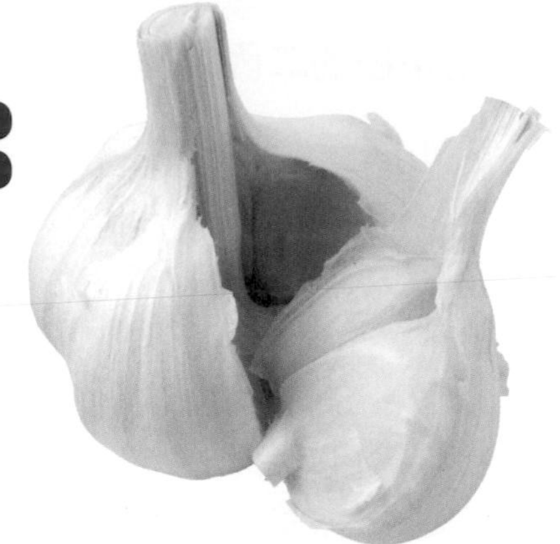

獨特氣味成分內具有藥效

大蒜在美國國立癌症研究所編訂的「飲食金字塔」中，被視為**最頂級**的防癌食材。有報告指出，在義大利、克羅埃西亞等經常食用大蒜的國家，罹患癌症的人較少。

大蒜獨特的氣味來自於**二丙烯基硫化物**。二丙烯基硫化物不但能防癌，還有高抗氧化作用可抑制導致疾病、老化的活性氧。

當中又以**蒜素**最有名，與**維生素B1**結合後會變成**大蒜硫胺素**，促進檸檬酸循環、預防癌症。

蒜素經刀切接觸到空氣後會使酵素變得活躍，故切碎後靜置約10分鐘就能讓酵素充分被活化。

二丙烯基硫化物的抗癌作用

二丙烯基硫化物具有**提高體內抑制致癌物質酵素的作用，促進解毒作用的抗癌功效**。

另外，大蒜所含的礦物質**「硒」**，是分解癌症要因之一**過氧化脂質**的**穀胱甘肽過氧化酶**（glutathione peroxidase）之構成成分。

除了切碎後拿來拌炒提味，直接炒來吃也很不錯。推薦各位可每天食用。

蔬菜

韭菜

少見的含維生素E的蔬菜

自古以來被當成藥物使用的食品

韭菜和大蒜、蔥一樣**含有蒜素**，具防癌效果及提升免疫力的作用。它是黃綠色蔬菜之一，富含**胡蘿蔔素**與**維生素**C等為其最大特徵。胡蘿蔔素是脂溶性維生素的一種，和油一起攝取可提高吸收率。拿來做拌菜的時候只要淋些麻油便可提升胡蘿蔔素的吸收率。

含有維生素E的珍貴蔬菜

富含對防癌極有幫助的胡蘿蔔素、維生素C和**維生素E**。因為含有維生素E的蔬菜並不常見，所以更加珍貴。

另外，還含有促使血液凝固、具止血作用的維生素K，以及與造血功能有關的葉酸等，使體內血液保持平衡。

說到韭菜一般都會想到綠色的葉韭，但其實還有帶著花苞的韭菜花、栽培時不受光照的淺色韭黃（韭菜豆芽）等，營養也各有所異。

放到火鍋裡煮，切碎拌納豆一起吃，或當成佐料都可以。只要稍微汆燙就會變軟。不妨搭配其他葉菜類蔬菜做成涼拌菜食用。

季節
冬

重要的營養素
蒜素、胡蘿蔔素、維生素E、鉀

保存方法
不太能久放，盡可能趁早食用完畢。

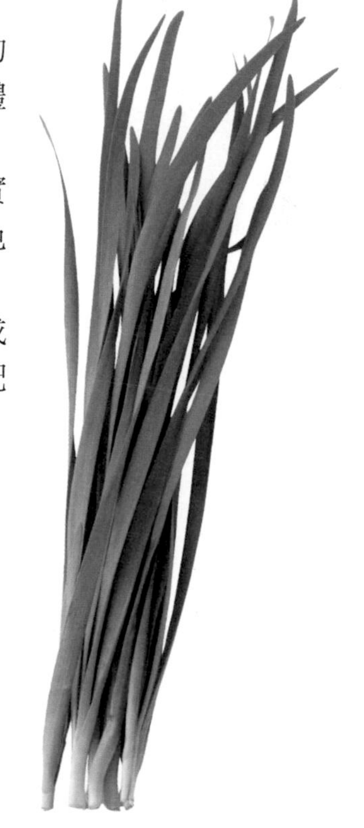

韭菜
（蔥科蔥屬）
蒜素
胡蘿蔔素
維生素E

蔬菜

蘆筍

所含的天門冬氨酸可提升免疫力

提高免疫功能、預防癌症

蘆筍含有豐富的**胡蘿蔔素**，可提高免疫功能，有助於防癌、預防感冒。同時也可預防動脈硬化，抑制生活習慣病與老化的效果。而且還**富含維生素C**，當胡蘿蔔素和維生素C一起攝取時，可強化抗氧化作用，以提高防癌效果。

鮮味源自於天門冬氨酸

蘆筍獨特的鮮味來自於**天門冬氨酸**。蘆筍內含天冬醯胺與天門冬氨酸，天冬醯胺在體內會轉變為天門冬氨酸。天門冬氨酸會促進能量代謝、消除疲勞、提高免疫力。

天門冬氨酸還**可將有害物質的氨隨著尿液一起排出體外**。此外還具有預防動脈硬化的作用。蘆筍尖端所含的芸香素可強化微血管、預防動脈硬化。如此一來也能**提高巨噬細胞的抗癌作用**。

目前市售的蘆筍有綠、白兩色，綠蘆筍的抗氧化成分較豐富。除了直接生食，也可製成蔬果汁飲用。

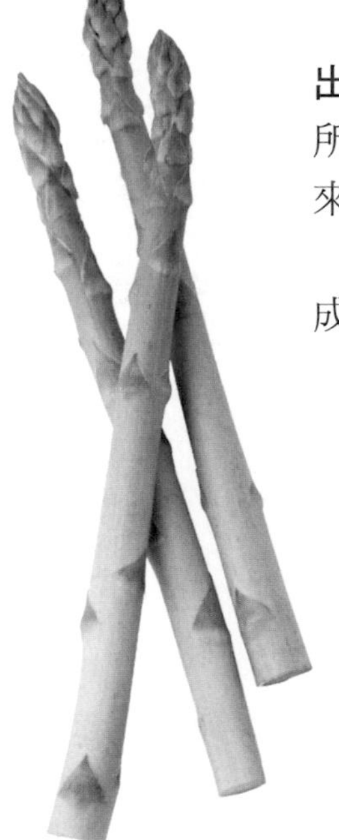

蘆筍
（天門冬科天門冬屬）

胡蘿蔔素

維生素C

天門冬氨酸

芸香素

季節

春

重要的營養素

胡蘿蔔素、維生素C、芸香素、天門冬氨酸

保存方法

用保鮮膜包好後放進冰箱。立著擺放可延長風味。建議在2～3天內食用完畢。

青汁的健康能量

自綠色的葉菜類蔬菜、野草、樹葉等榨取出的汁液稱為「青汁」。昭和時代前期（約莫1950年之前），遠藤仁郎博士（1900～1997）注意到綠色蔬菜的營養並致力於推廣，時至今日已有許多廠商推出青汁產品。1990年代透過電視的介紹，使社會大眾更加認識青汁。

青汁的主要材料是「芥藍」，它是種苦味強烈的高麗菜原種蔬菜（油菜科）。芥藍葉口感偏硬，在日本幾乎不被食用，但因富含胡蘿蔔素與維生素C而被製成青汁。最近市面上也出現以大麥若葉、明日葉為主要材料的青汁商品。

市售的青汁好處在於不必自己動手製作，隨時隨地想喝就能喝。忙碌的時候可直接飲用青汁，或混合果汁一起飲用會更好入口。

雖然市面上推出了許多的青汁商品，如何選擇更加重要。購買時請選擇含有胡蘿蔔素、維生素C、維生素E等高抗氧化作用維生素較多的商品。此外，因為青汁等於是直接飲用生鮮蔬菜的榨取汁液，購買前請先確認使用的是否為無農藥或有機栽培的食材。另外，為了讓商品長期保存，有時廠商會添加防腐劑。建議可選購維生素與礦物質流失較少的瞬間冷凍青汁，或是在真空狀態下乾燥冷凍的商品。

芥藍中主要的維生素（100g內）

胡蘿蔔素	2900μg
維生素E	2.6mg
維生素K	210μg
維生素C	81mg

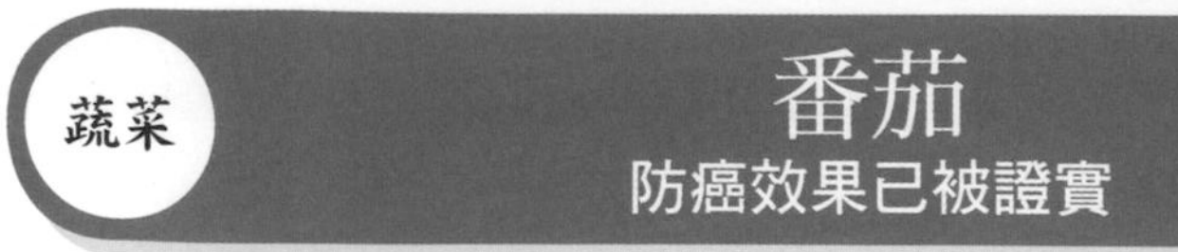
蔬菜

番茄
防癌效果已被證實

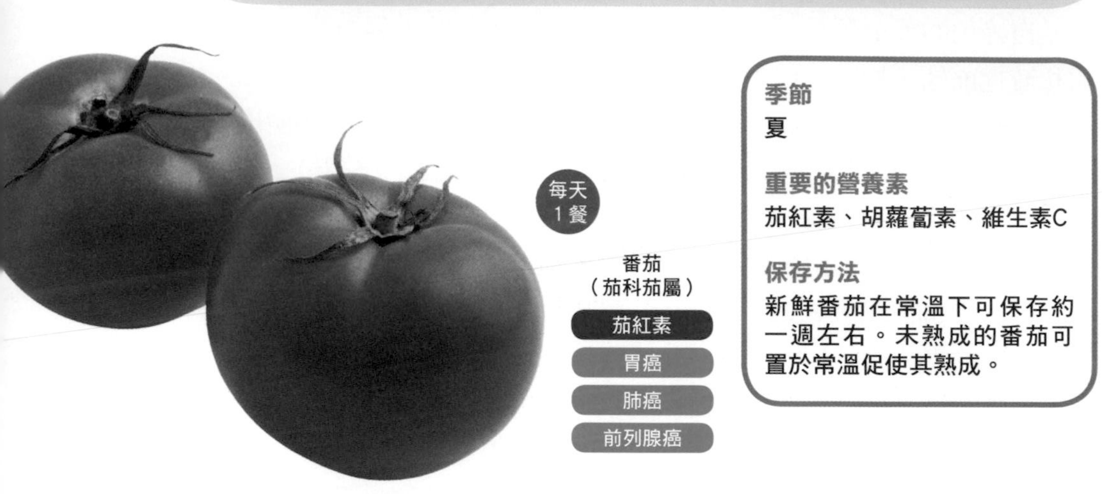
每天
1餐
番茄
（茄科茄屬）
茄紅素
胃癌
肺癌
前列腺癌

季節
夏

重要的營養素
茄紅素、胡蘿蔔素、維生素C

保存方法
新鮮番茄在常溫下可保存約一週左右。未熟成的番茄可置於常溫促使其熟成。

強烈的抗癌功效受到注目

番茄中的**茄紅素**是防癌的強力助手。茄紅素是番茄的紅色色素成分，也是黃綠色蔬菜中所含的類胡蘿蔔素之一。據說茄紅素的抗氧化作用與抗癌作用是胡蘿蔔素的數倍以上。同時含有**防癌王牌的胡蘿蔔素（維生素A）、維生素C、維生素E**。這些成分會互相作用，發揮強烈的抗氧化功效，有助於預防癌症、各種生活習慣病及老化。

自古以來就常說多吃番茄的人不容易生病。全球各地也有許多研究報告指出經常食用番茄的國家罹癌率較低。義大利與其他國家相比，罹患口腔、食道、胃、大腸癌的比率最高低於60％，而在夏威夷、挪威及美國，分別是胃癌、肺癌與前列腺癌的罹癌率較低，這些資料顯示出番茄對各種癌症皆可發揮效果。

生食或加熱都不會影響效果

茄紅素的特徵是耐高溫，故即使燉煮、燒烤，其抗氧化力也不易受損。比起生食，水煮等加熱處理後茄紅素的消化吸收效果更佳。

蔬菜

茄子

茄皮內含有具抗氧化作用的茄色素

茄色素的抗氧化作用

說到茄子一定要提到茄皮內的**茄色素**。具有高抗氧化作用的茄色素**可預防膽固醇的氧化，抑制細胞的老化與癌化**。由於是花青素系的色素故有幫助促進視力恢復的效果。食用時請連皮一起吃。

茄子在經刀切後會發黑，是因為受到**綠原酸**這種多酚的影響。綠原酸的抗氧化作用也很強烈，**可抑制活性氧的過氧化脂質製造**，對預防、改善癌症很有幫助。秋季的茄子比較澀口，故食用前必須先去除澀味。其他季節收成的茄子則可直接食用。

對身體有降溫的作用

根據中醫的觀念，茄子會使身體降溫，故具有消炎、止痛的功效。日本有句俗諺說「別讓媳婦吃秋茄」，意思就是因為茄子會冷卻身體，對健康有害。

雖然茄子的維生素和礦物質並不算多，但具利尿作用的鉀、具止血作用的維生素K倒是不少。被歸類為淡色蔬菜的茄子即便膳食纖維不多，但抗氧化物質卻很豐富。

季節
夏、秋

重要的營養素
茄色素、綠原酸、維生素K、鉀

保存方法
雖然較能久放，但接觸到冷空氣就會萎縮，故請用報紙包好後再放入蔬果冷藏室。

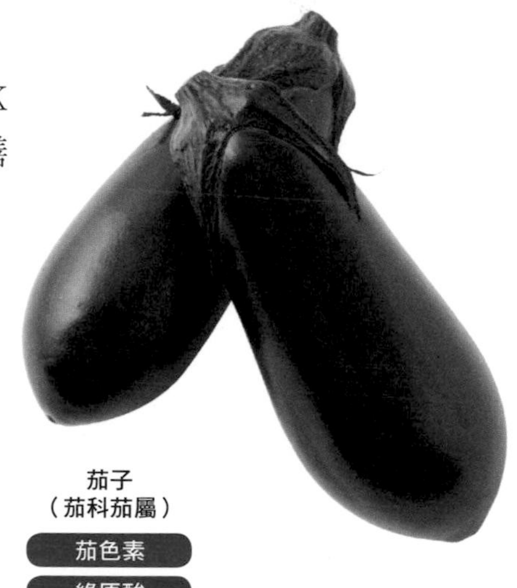

茄子
（茄科茄屬）

茄色素
綠原酸

蔬菜

青椒・彩椒
頂級的防癌食品

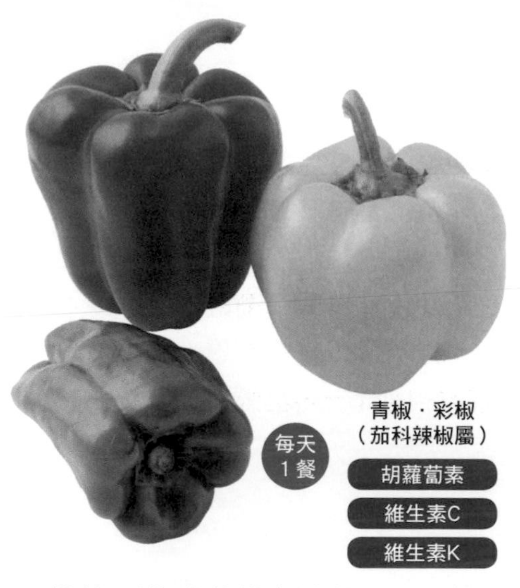
青椒・彩椒
（茄科辣椒屬）
每天
1餐
胡蘿蔔素
維生素C
維生素K

季節
夏

重要的營養素
胡蘿蔔素、維生素C、維生素K、吡嗪

保存方法
用保鮮膜包好後放入冰箱可保存一週左右的時間。夏季之外置於常溫也可保存。

加熱烹調也沒關係的維生素C

一般市面上常見的是在未熟成狀態下收成的綠色青椒，但近年來熟成的紅椒也開始流通於市場。彩椒也是青椒的一種。

青椒富含**胡蘿蔔素（維生素A）、維生素C、維生素E**。這些被稱為**防癌王牌（ACE）**，可預防癌症、生活習慣病與老化。在美國，青椒於高防癌效果食品中也被視為頂級的地位。

熟成紅椒所含的維生素C是**青椒的2～3倍、檸檬的近2倍**。青椒的維生素C就算加熱烹調也不易流失，和油一起攝取還可提高維生素A的吸收率。另外，青椒內也被發現含有維生素C。

獨特的氣味成分是吡嗪

青椒的獨特氣味來自於**吡嗪**這種成分。吡嗪會抑制血液的凝固、預防血栓，預期可防止心肌梗塞與腦梗塞。

紅椒的色素則為**辣椒素**這種類胡蘿蔔素。其抗氧化作用優於β胡蘿蔔素，因可預防動脈硬化，對防癌也頗有助益。

蔬菜

辣椒

促進脂肪燃燒的辣椒素

辣味成分可改善血液循環

辣椒的辣味來自於辣椒皮內的**辣椒素**。辣椒素除了有強烈的殺菌、抗菌作用，還會促進胃液分泌，增進食慾或促進消化。

根據最近的研究證實，辣椒素會刺激中樞神經、促使副腎荷爾蒙的髓質激素（腎上腺素）分泌，使能量代謝變得活躍、促進脂肪燃燒、抑制體脂肪囤積。

因此辣椒素也被認為**具有瘦身減重**的效果，但辣椒素的刺激也會增進食慾，食用過多反而適得其反。

減鹽飲食預防癌症

做菜時適度使用辣椒，可為料理增加辣味達到**減鹽的效果**。因鹽分攝取過多易致癌，如此一來就有助於抗癌。食鹽若攝取過多將提高罹患胃癌的風險。活用辣椒不但能減鹽，還會促使胃液分泌，可望達成**預防胃癌的相乘**效應。

雖然辣椒具有各種藥效，但切勿一次食用過多。把它當成燉煮料理或熱炒的佐料，這麼一來，就算不加含鹽的調味料，味道上仍會產生很大變化。辣椒分為辣味種與甜味種，青椒和小青椒就是不會辣的甜味種。

季節
夏

重要的營養素
辣椒素、胡蘿蔔素、維生素C、維生素E

保存方法
一般市售多為乾燥處理過的乾辣椒，可長期保存。請置於濕氣較少的地方。

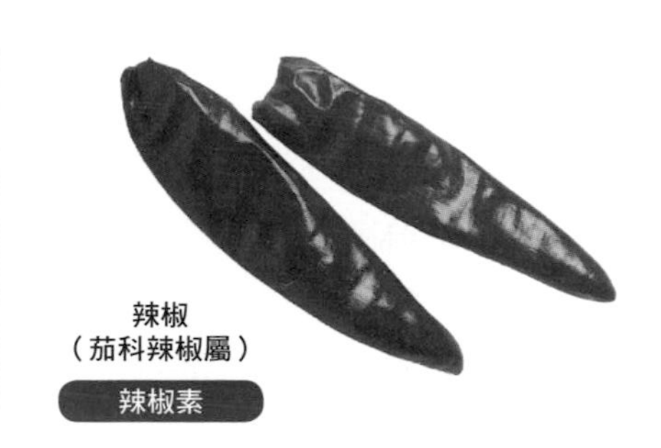

辣椒
（茄科辣椒屬）
辣椒素

蔬菜

小黃瓜

高利尿作用，可改善水腫及高血壓

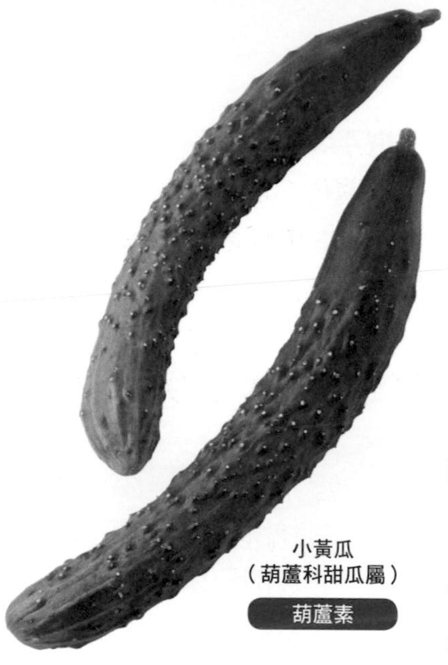

小黃瓜
（葫蘆科甜瓜屬）
葫蘆素

季節
夏

重要的營養素
胡蘿蔔素、鉀、維生素C、葫蘆素、吡嗪

保存方法
小黃瓜不耐濕氣，請先仔細擦乾、裝入保鮮袋後放進冰箱。保存的適溫為10～15度。冬天時放在室溫下保存較能久放。

雖然幾乎都是水分但含鉀量豐富

小黃瓜95%以上是水分，給人沒什麼營養的印象，但它確實含有胡蘿蔔素、維生素C、鉀等成分。

胡蘿蔔素和維生素C具有高抗氧化作用，除了癌症，還能**預防各種生活習慣病、老化等**。

鉀有利尿作用，有助於消除水腫。且可促進鈉的排泄，使體內保持良好的礦物質平衡。此外還含有鈣與鎂。

具有可望抗癌作用的成分

小黃瓜的皮有股獨特的苦味來自於葫蘆素，苦瓜的苦味也是此成分。葫蘆素的種類很多，當中有些具有高抗氧化作用。

至於獨特的氣味則是來自於吡嗪，據說這種成分**可使血液不易凝固**，具**預防動脈硬化**的作用。

小黃瓜的水分多，很適合製作蔬果汁。若加醋做成涼拌口味，便可大量攝取。

蔬菜

萵苣

豐富的抗氧化維生素有助於抗癌

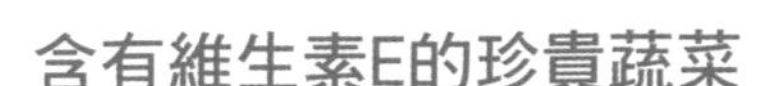

含有維生素E的珍貴蔬菜

有著獨特的口感及苦味，經常拿來做成沙拉生食的蔬菜。萵苣的種類有整顆卷曲的結球（卷葉）萵苣，以及葉片張開的葉萵苣。**葉萵苣中顏色較深的**具有高抗氧化作用可預防癌症，且富含**胡蘿蔔素、維生素C、維生素E**等。

相較之下，結球萵苣的整體含量就顯得偏少。100g的結球萵苣含有240μg的胡蘿蔔素，而**紅葉萵苣則有2000μg**。在葉菜類蔬菜中是少見的含維生素E的蔬菜。

另外還含有具利尿作用、可調整體內礦物質平衡的鉀，以及強健骨骼牙齒的鈣、預防好發於女性的缺鐵性貧血的鐵和具止血作用的維生素K。

想要大量攝取就製成蔬果汁飲用

做成沙拉食用時，請小心控制容易導致脂肪與鹽分攝取過多的美乃滋或沙拉淋醬的用量。若製成蔬果汁就能大量攝取。煮湯或熱炒的話請以大火迅速調理。

萵苣
（菊科萵苣屬）

胡蘿蔔素

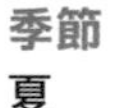

季節

夏

重要的營養素

胡蘿蔔素、維生素C、維生素E、鉀

保存方法

裝入保鮮袋後放進冰箱。用濕的餐巾紙蓋住切口處可延長保存天數。

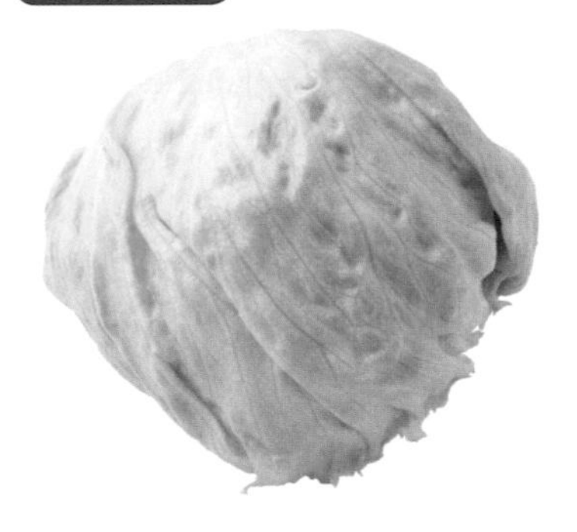

蔬菜

國王菜

只有國王才能享用的特別蔬菜

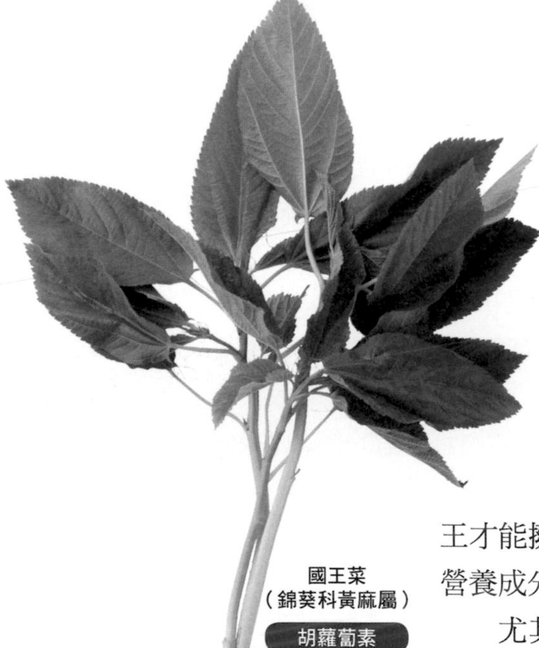

國王菜
（錦葵科黃麻屬）

胡蘿蔔素

維生素B群

季節

夏

重要的營養素

胡蘿蔔素、菸鹼酸、葉酸、泛酸

保存方法

鮮度減退時葉子會變硬，請趁新鮮時盡早食用完畢。莖的部分偏硬請勿食用。

富含多種維生素

國王菜是含有各種植物性營養素的蔬菜。它在阿拉伯語中代表著「國王才能擁有」之意，如同其名，國王菜所含的營養成分，可說是非常豐富。

尤其是胡蘿蔔素的含量更為突出，**100g中含有10000μg**。高麗菜中有助於防癌的維生素C、E、菸鹼酸、葉酸、泛酸的含量各為41mg、0.1mg、0.2mg、78μg、0.22mg，而國王菜則是65mg、7mg、1.1mg、250μg、1.83mg，數值極高。

菸鹼酸、葉酸、泛酸屬於**維生素B群**，具有三大營養素的代謝、分解酒精、胎兒生長、紅血球的造血、荷爾蒙的合成等各種作用。

無特殊氣味，很好入口

富含營養素的蔬菜多半帶有特殊氣味，不易入口，但國王菜卻沒什麼特殊氣味，很好入口。其嫩葉可直接生食，也可製成蔬果汁飲用。因具有強烈的黏性，製成蔬果汁後會分離，飲用前請先仔細攪拌均勻。

蔬菜

茼蒿

在日本廣為食用的黃綠色蔬菜

含有豐富的維生素B群

茼蒿的胡蘿蔔素含量在菠菜之上（100g內有4500μg）。且是**維生素B群、維生素C**豐富的黃綠色蔬菜。胡蘿蔔素與維生素C一起攝取可產生強烈的抗氧化作用，**不但能預防癌症和動脈硬化、老化，還可提高免疫力。**

維生素B群可有效率地代謝醣分、脂質及蛋白質，為不可或缺的營養素，它還能使檸檬酸循環運作順暢，對防癌很有幫助。

此外茼蒿在蔬菜中也是富含可調整體內礦物質平衡的鉀、強健骨骼牙齒的鈣、預防缺鐵性貧血的鐵的蔬菜。

獨特的香味是特徵

茼蒿獨特的強烈香味來自於蒎烯，此成分具有調整腸胃的作用。但這種強烈的香味有人喜歡有人排斥，接受度因人而異。

由於不需去除澀味故可直接拿來製作蔬果汁。稍微汆燙做成涼拌菜，或放進火鍋裡煮便可大量攝取。

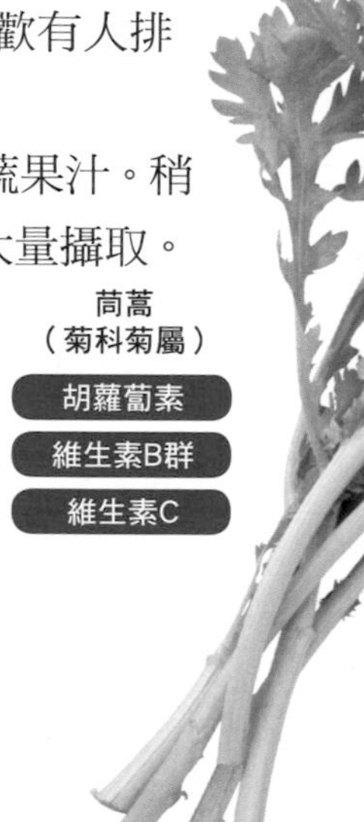

季節
冬

重要的營養素
胡蘿蔔素、維生素B1、維生素B2、維生素B6、維生素C

保存方法
用沾濕的報紙包好後裝入保鮮袋放進冰箱。

蔬菜

苦瓜

可有效預防中暑的代表蔬菜

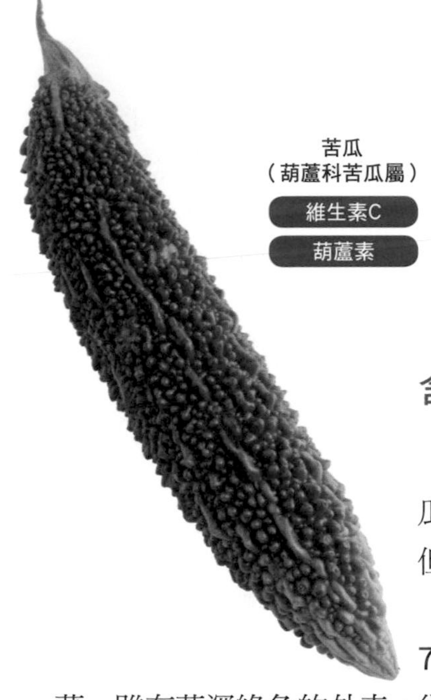

苦瓜
（葫蘆科苦瓜屬）

維生素C

葫蘆素

季節

夏

重要的營養素

維生素C、鉀、葫蘆素

保存方法

瓜囊會造成損傷，請先將其去除後擦乾水分，用保鮮膜包好放入冰箱。

含有豐富的維生素C

苦瓜在沖繩被稱為GOYA，意思是會苦的瓜。對日本人來說苦瓜雖是沖繩的代表蔬菜，但其出色的營養成分已受到全日本的關注。

特別是它的**維生素C含量（100g內有76mg）**具高抗氧化作用，是很棒的防癌蔬菜。雖有著深綠色的外表，卻因為胡蘿蔔素含量極低，被歸類為淡色蔬菜，但仍含有鉀、鈣、磷、鎂等礦物質成分。

苦味來自於葫蘆素

其獨特的苦味來自於**葫蘆素**與**苦瓜蛋白**（momordicin）。葫蘆素的種類分為A～R，**當中C具有抗癌作用**。一般認為，苦瓜蛋白會刺激腸胃、增進食慾，有穩定血壓和血糖值的效果。它同時也是能將活性氧變得無害的抗氧化成分，對預防癌症及動脈硬化，應該也有不錯的效果。

苦瓜的維生素C即使加熱烹調也不會流失，如果和辣椒一起炒或淋些檸檬等柑橘類水果的果汁會更好入口。雖然苦味強烈，但製成蔬果汁後就能美味享用。

蔬菜

南瓜
冬至時食用就不怕感冒報到

富含可提升免疫力的維生素

自古以來人們就認為只要在冬至的時候吃南瓜就不會感冒，將南瓜視為提高免疫力的蔬菜。南瓜的黃來自胡蘿蔔素，瓜囊中含量最多。**除了有極高的胡蘿蔔素（100g內有3900μg），維生素C、E也很多**，對預防癌症、動脈硬化與老化頗有助益。此外也含有大量可穩定體內礦物質平衡的鉀。

胡蘿蔔素的抗氧化作用極優，富含此成分的南瓜，確實可預防感冒等傳染病及具抗癌作用，同時也是可促進血液循環、改善皮膚粗糙狀況的蔬菜。

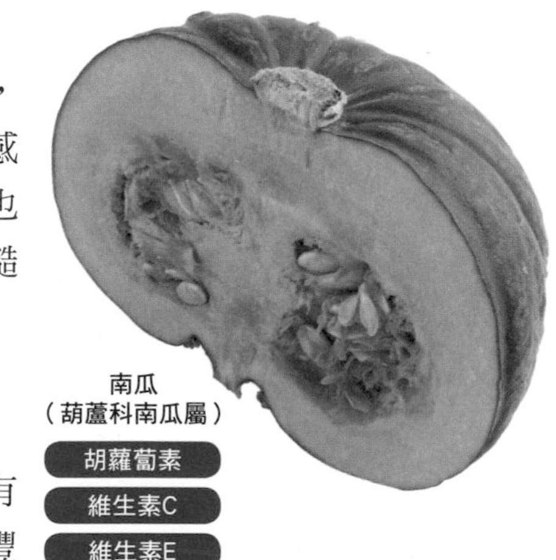

南瓜
（葫蘆科南瓜屬）

胡蘿蔔素

維生素C

維生素E

可抑制飲食後的血糖值上升

雖然南瓜很有營養，卻也擁有大量的醣分。但由於膳食纖維豐富，具有抑制餐後血糖值上升的作用。另外，對於降低血液中的膽固醇與中性脂肪也很有幫助。只要小心不要食用過量即可。

南瓜所含的維生素與礦物質等營養成分就算長期保存也不易流失。夏季收成的南瓜若完整保存，冬天的時候吃還是能夠攝取到足夠的維生素、礦物質。

季節
初夏及秋

重要的營養素
胡蘿蔔素、維生素C、維生素E

保存方法
若買的是已切塊處理的南瓜，先將籽與瓜囊去除後，用保鮮膜包好放進冰箱。若是一整顆的南瓜，只要放在通風良好的地方就能保存1～2個月。

蔬菜

薑

抗炎作用抑制癌症發生

季節

夏（嫩薑／老薑全年皆可食用）

重要的營養素

薑烯酚、薑酚

保存方法

磨成泥小包分裝後冷凍保存，使用起來會很方便。大約可保存一週。

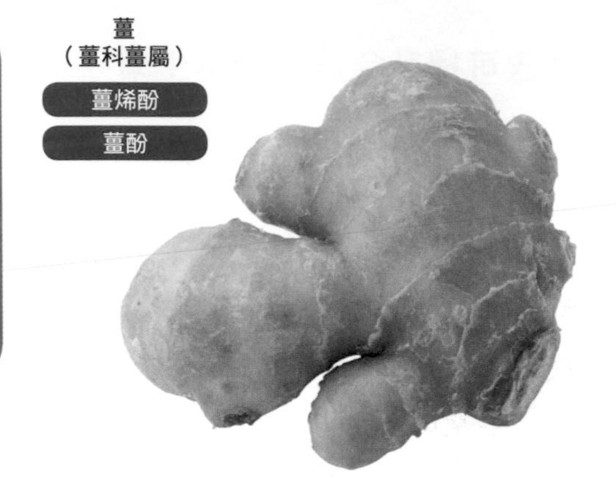

有助於防癌的辣味成分

目前已知致癌過程中體內會**合成前列腺素E2**（Prostaglandin E2）。**薑酚與薑烯酚的抗炎作用**會阻止前列腺素E2的合成，阻礙癌症的發生。同時，因為具有高抗氧化作用，可抑制因活性氧導致基因突變所造成的癌化。

芳香成分超過200種

薑常被當成佐料使用，不算是被大量食用的蔬菜。

但，近年來因為其健康效果受到關注，人氣急速攀升，甚至出現了「gingerler（愛薑族）」這樣的名詞。

薑的最大特徵，就是它的芳香與辣味成分。薑含有200種以上的芳香成分，且含有可強健胃部、降低血液中的膽固醇，以及改善高血壓的成分。

薑特有的辣味成分薑酚與薑烯酚除了有抗癌作用，還有殺菌、抑制噁心想吐、促進胃液分泌增進食慾的效果。對預防手腳冰冷也很有幫助。

把薑切成薄片以蜂蜜醃漬後直接食用，或磨成泥加入蔬果汁中飲用。醃漬薑的蜂蜜也可加進蔬果汁一起飲用。

蔬菜

落葵

活用於民間療法的蔬菜

最適合夏季食用的黃綠色蔬菜

近年來，落葵因具有健康效果而受到關注。因為富含各種營養成分，是適合在夏天時拿來補充維生素與礦物質的黃綠色蔬菜。從夏季到秋季，帶有花芽的落葵常被汆燙後當成生魚片的擺盤配菜。雖然有股獨特的土味和黏滑感，但也因為具解熱、利尿的效果，自古以來便活用於民間療法中。

落葵的胡蘿蔔素含量相當豐富，**每100g中有2900μg**。胡蘿蔔素、維生素C、維生素E皆具有高抗氧化作用，可去除體內活性氧造成的危害，預防動脈硬化等生活習慣病及老化，提高免疫力。

胡蘿蔔素在體內會轉變為維生素A，保護我們的雙眼、皮膚、黏膜、喉嚨、肺部等的健康。

由於澀味低，不必事先去除澀味就可直接烹調。雖帶有黏性，仍很適合製成蔬果汁。

目前有葉、莖皆呈紫紅色的紅莖種，以及綠色的青莖種，最近市面上青莖種較為普及。主要的調理方式為汆燙後涼拌，或是拿來做拌菜、熱炒。

季節

夏

重要的營養素

胡蘿蔔素、維生素C

保存方法

用沾溼的餐巾紙纏繞根部，裝入保鮮袋後放進冰箱。立著擺放可延長保存時間。

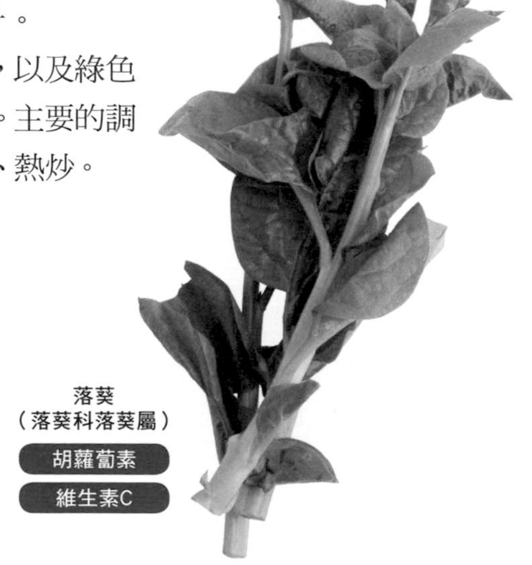

落葵
（落葵科落葵屬）
胡蘿蔔素
維生素C

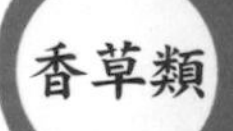

羅勒・奧勒岡・百里香

家庭料理中常見的提香食材

香草具有抗癌作用

羅勒
（唇形科羅勒屬）

由美國國立癌症研究所發表的**「飲食金字塔」**中列出約40種具防癌效果的食品。當中也包含了羅勒、奧勒岡、百里香、迷迭香、鼠尾草、薄荷等香草類。

目前已知香草類共通的**芳香成分**，具有消除活性氧有害性的**高抗氧化作用**，也有報告指出該成分可抑制致癌基因。

特別是**紫蘇科的香草**抗癌作用更是優秀，在此為各位介紹的6種香草就是其代表。使基因發生突變、導致癌化的作用稱為致突變性，神戶大學針對某特定物質的致突變性，利用香草進行程度變化的調查。結果發現**奧勒岡、百里香、迷迭香、鼠尾草、薄荷**等皆顯示出超過70％的致突變性抑制效果。這種驚人的效果與具高制癌功效的黃綠色蔬菜相比可說是不相上下，甚至更出色。

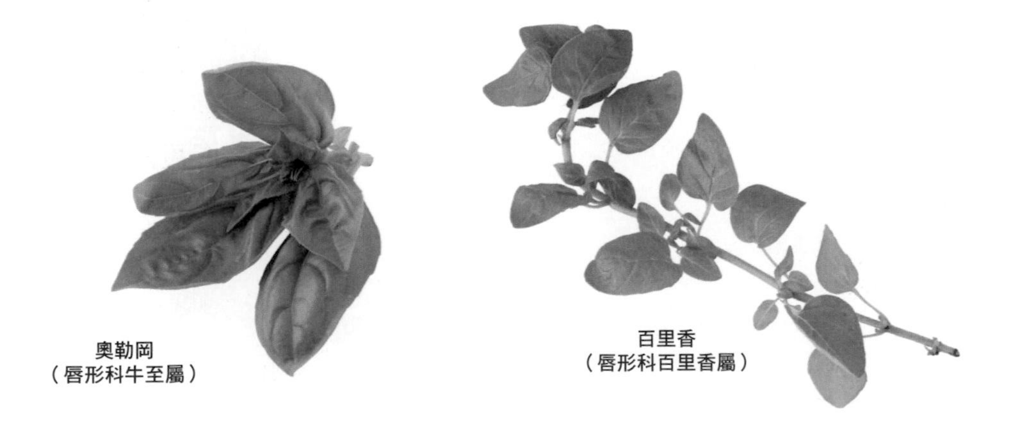

奧勒岡
（唇形科牛至屬）

百里香
（唇形科百里香屬）

香草類

迷迭香・鼠尾草・薄荷

清爽的香味大受歡迎

香味各具特色的香草

被廣泛使用的「香草之王」**羅勒和番茄**相當對味，在義式料理中是不可或缺的香草。它具有放鬆作用，可提高集中力、增進食慾、活絡腸胃的效果。

奧勒岡帶有芳香及苦味，與番茄、起司、肉類都很合。一般認為具有消除疲勞、殺菌消毒、改善感冒・支氣管炎・頭痛・生理痛的功效。

百里香是帶著清新芳香與淡淡苦味的香草，常被用來煮湯、燉菜、醋漬等，有助於脂肪的消化，具有強烈的殺菌效果。也常被拿來製作火腿、香腸。

鼠尾草
（唇形科鼠尾草屬）

迷迭香常用於雞、羊、馬鈴薯等料理中，它可去除肉腥味。具有殺菌、促進消化、強健身體的效果。

鼠尾草常被用來烹調豬肉等肉類料理，可去除肉腥味、幫助消化。一般認為具有防腐、殺菌消毒、強健身體、穩定精神、抑制發汗等效果。自古以來被視為可治百病的香草，受到重用。

薄荷的種類豐富，分為歐洲系與亞洲系。當成食用香草的為歐洲系，如西洋薄荷（peppermint）、荷蘭薄荷（spearmint）。新鮮薄荷葉常拿來替肉、魚或醬汁提香，糕餅和香草茶也常見到其蹤影。一般認為，薄荷可幫助消化、治療感冒，且具有殺菌作用，對提升免疫力也有幫助。

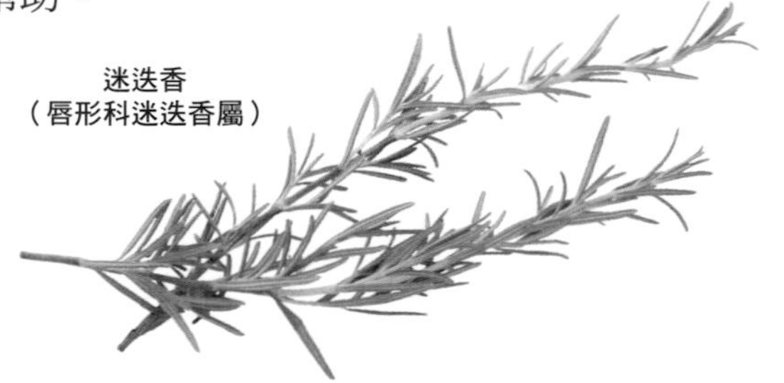
迷迭香
（唇形科迷迭香屬）

薄荷
（唇形科薄荷屬）

香草類

水芹・龍艾・防風草

雖不常見但抗癌功效值得期待

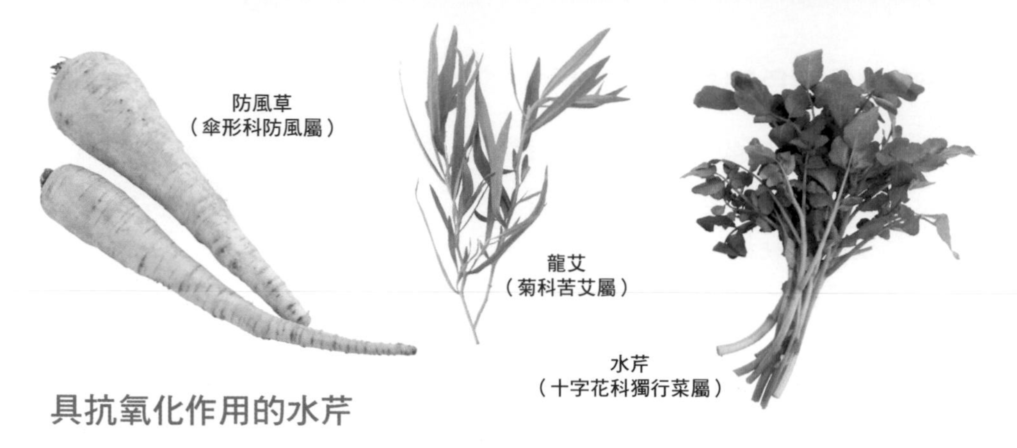

具抗氧化作用的水芹

水芹帶有獨特的淡香及辣、苦味，除了被當作肉類料理的配菜或沙拉，也常用於各種料理之中。富含胡蘿蔔素與維生素C。其辣味來自於芥子苷這種成分，當它進入體內會轉變為異硫氰酸丙烯酯。因為具有抗菌性、抗氧化功效，可望有**提高免疫力，預防癌症**的效果。

「醫學之父」希伯克拉底也使用過的龍艾

龍艾是艾草的同類。乾燥的龍艾葉常被用來製作法式料理的醬汁或西洋醋。具清涼感的獨特甜香及辣味為其特徵。據說醫學之父希伯克拉底處理被蛇或患有狂犬病的狗咬傷時曾使用龍艾消毒傷口。美國國立癌症研究所的「飲食金字塔」也將它列入推薦食品內。

自古以來使用至今的防風草

防風草又稱荷蘭（美國）防風草。帶有甜味、外形長得像白色胡蘿蔔，在歐美國家常被使用，通常是煮湯食用。自古希臘時代開始就被當成食用、藥用的食材。富含胡蘿蔔素、維生素C，具有預防癌症、生活習慣病及老化的效果。

香菜・鬱金・紫蘇・甘草

也請多多利用亞洲的香草

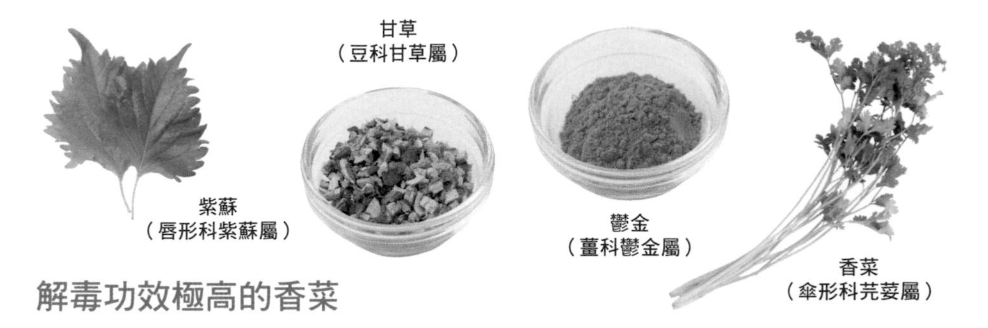

解毒功效極高的香菜

香菜在古希臘時代被當成藥材使用，屬藥效極佳的蔬菜。具有獨特的強烈香味，常拿來做成沙拉或當佐料使用。含有豐富的胡蘿蔔素與維生素C，香氣成分的芳樟醇據說有止痛、降血壓的功效。因為**具有高解毒作用**，一般認為可防止毒素囤積於體內。

可提高肝功能的鬱金

鬱金帶著獨特的香味與微苦味，其黃色色素成分常拿來為醃蘿蔔乾等食品著色。黃色色素為**薑黃素**，具強健胃部、增進食慾及抗菌的功效。近來由於具有改善肝功能、促進膽汁分泌等作用而受到關注。

香氣廣受喜愛的紫蘇

紫蘇分有青紫蘇與紅紫蘇，青紫蘇常被當成佐料或做成炸天婦羅，紅紫蘇則被拿來為酸梅或醬菜著色。其特殊的香味來自於紫蘇醛，具有殺菌、增進食慾的作用。

被視為中藥材之一的甘草

甘草具有解毒、止痛、止咳、祛痰的作用，有助於改善胃部及十二指腸的潰瘍、喉嚨疼痛、腹痛、腹瀉。除了有甘草酸，還含有皂素、雌激素樣物質、香豆素、類黃酮、膽鹼、天門冬氨等多種機能性成分。

蕈菇類

香菇

提升免疫力，預防癌症

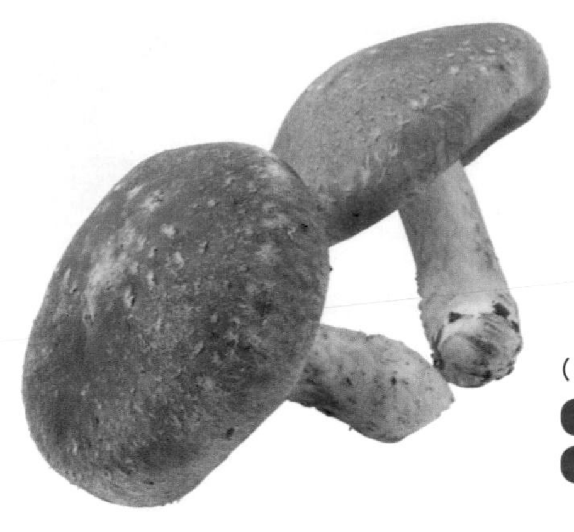

香菇
（口蘑科香菇屬）

β葡聚醣

香菇素

季節
秋

重要的營養素
β葡聚醣、香菇素

保存方法
新鮮香菇保存不易，請盡早食用完畢。

被當成抗癌藥的β葡聚醣

香菇具有**制癌效果**，已是眾所周知的事。其主要成分為**β葡聚醣**。經過證實，β葡聚醣會刺激小腸黏膜的派氏集合淋巴結（Peyer's patch），使免疫細胞的巨噬細胞與T型淋巴球增生，提高免疫力。日本的國立癌症中心注意到β葡聚醣的抗腫瘤性，並成功研發出萃取自香菇的抗癌藥物。

預防動脈硬化與骨質疏鬆症

香菇內含可降低血壓及膽固醇的**香菇素**。香菇素會抑制使LDL膽固醇（壞膽固醇）氧化，引發動脈硬化的同半胱胺酸之生成。

此外，還含有維生素D前驅體的麥角固醇。維生素D可提高腸道對鈣的吸收，將血中的鈣運送至骨內、強健骨骼。當新鮮香菇透過日曬接受到紫外線的照射，就會讓麥角固醇轉變為維生素D。維生素D有助於預防軟骨症與骨質疏鬆症。

將香菇拿來烤或切片涼拌，或是用大蒜和辣椒嫩煎，都相當美味。

蕈菇類

舞菇

抗癌功效堪稱蕈菇類之首

具抗癌作用的夢幻蕈菇

雖然現在經由人工栽培已可輕鬆取得，但在過去舞菇被稱為夢幻蕈菇。關於舞菇的由來有二，一是在山中發現舞菇的人因為太高興而手舞足蹈；二是舞菇的菇傘看起來像是飛舞的身影，故得其名。

前頁中曾提到β葡聚醣具有抗腫瘤作用，被拿來治療癌症。神戶藥科大學的難波宏彰教授，以白老鼠進行蕈菇類抗癌作用的實驗後發現，**擁有最強抗癌作用的是舞菇**。

對多種癌症可產生效果

舞菇的有效成分是β葡聚醣之一的MD-Fraction，其抗腫瘤作用優於其他的β葡聚醣。

MD-Fraction並非直接對癌細胞產生抑制作用，而是提高白血球等免疫細胞的功能來發揮抗癌作用。目前已知對**乳癌**、**子宮癌**、**前列腺癌**、**肺癌**等有一定的功效。

將舞菇撕成方便入口的大小後做成涼拌，或熱炒、煮火鍋皆可品嘗到其美味。

舞菇
（多孔菌科樹花菌屬）

β葡聚醣

乳癌

子宮癌

前列腺癌

肺癌

重要的營養素

β葡聚醣、維生素C

保存方法

新鮮舞菇保存不易，請盡早食用完畢。可將舞菇撕開後攤在竹簍內使其乾燥，或直接放入冰箱冷凍。

海藻類

海帶芽・海帶
褐藻糖膠內含抗癌成分

含有褐藻糖膠的海藻類

海藻類含有一種共通的抗癌成分為**褐藻糖膠**。褐藻糖膠與褐藻酸皆為海藻類所含的水溶性膳食纖維，它也是造成海藻黏滑感的成分之一。

褐藻糖膠已被證實，具有將癌細胞導向細胞凋亡的作用。細胞凋亡指的是細胞自然消滅之意。正常的細胞經過數次分裂後會自然死亡，但屬異常細胞的癌細胞，非但不會死亡還會反覆增生。褐藻糖膠會鎖定癌細胞為目標，讓癌細胞表面破洞，**破壞DNA導向細胞凋亡**，使癌細胞死亡。

此外，褐藻糖膠還會**阻礙新生血管的形成，抑制癌細胞的增生**。新生血管在癌細胞增生時會將正常細胞與癌細胞連結，使養分與氧運送到癌細胞內。故一旦沒了新生血管癌細胞就無法增生。

而且，褐藻糖膠還有提高免疫力的功效。當褐藻糖膠進入腸道，腸道的免疫細胞會將褐藻糖膠視為異物，向免疫指揮塔的派氏集合淋巴結發出訊息。接收到攻擊命令後各種免疫細胞就會開始運作，進而提升全身的免疫力。

海帶內含可幫助抗癌的鉀

海帶對日本人來說是食用已久的海藻。比起直接吃，更常被拿來當作熬湯頭的食材。海帶含有可調整體內礦物質平衡的鉀、預防腦中風、心肌梗塞等疾病的鎂、防止LDL（壞）膽固醇氧化，預防動脈硬化的銅、強健骨骼與牙齒，抑制急躁情緒的鈣等成分。

海帶

鉀

海藻類

海蘊・鹿尾菜

褐藻糖膠將癌細胞導向自滅

含抗氧化物質的海帶芽

海帶芽常用來做成醋拌涼菜、拌菜、味噌湯或燉煮料理等。它含有高抗氧化作用的胡蘿蔔素，以及改善高血壓的鉀、強健骨骼牙齒的鈣、預防缺鐵性貧血的鐵、活絡甲狀腺功能的碘，和具抗氧化作用的硒等礦物質。

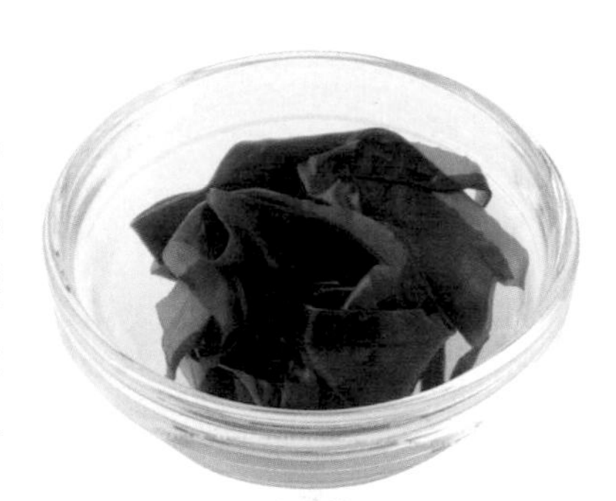
海帶芽

褐藻酸

褐藻糖膠

海帶芽的黏滑感來自於**褐藻酸**這種膳食纖維。一般認為褐藻酸有降低膽固醇、預防動脈硬化，有助於抗癌、預防糖尿病的功效。

海蘊・鹿尾菜也很不錯

海蘊多半被做成醋拌涼菜食用，市售的多為加工商品。它含有強健骨骼牙齒的鈣與磷、改善高血壓的鉀、預防缺鐵性貧血的鐵等成分。

一般市面上較少看到新鮮的鹿尾菜，大部分都是乾燥處理過的食品。除了和海帶芽一樣富含高抗氧化作用的胡蘿蔔素，還有鈣、鉀、鐵及促進血液循環的鎂等礦物質。拿來燉煮或汆燙後做成沙拉都不錯。

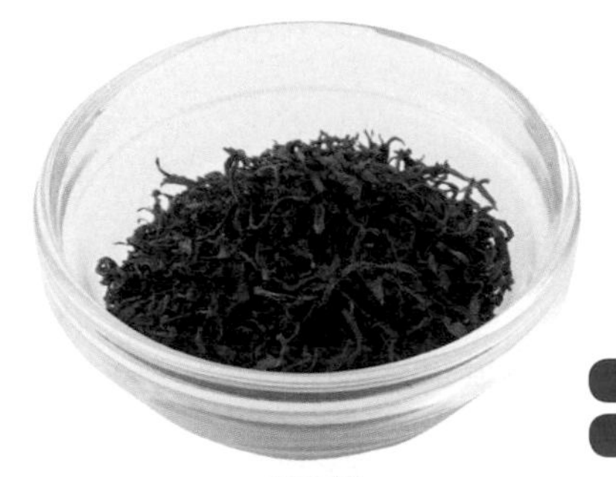
鹿尾菜

胡蘿蔔素

褐藻糖膠

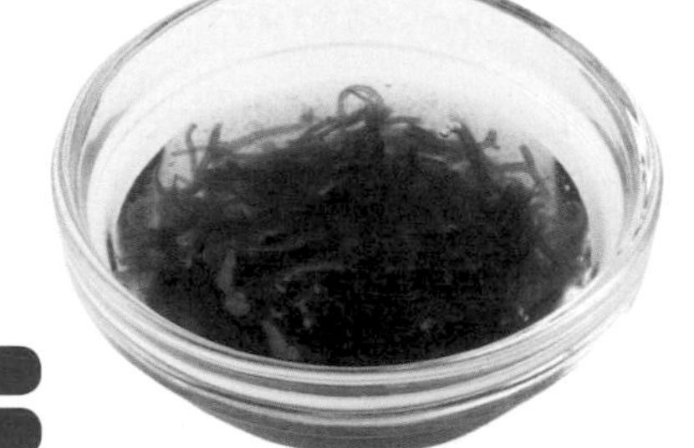
海蘊

種實類

芝麻・橄欖・亞麻等

優質植物性油的原料

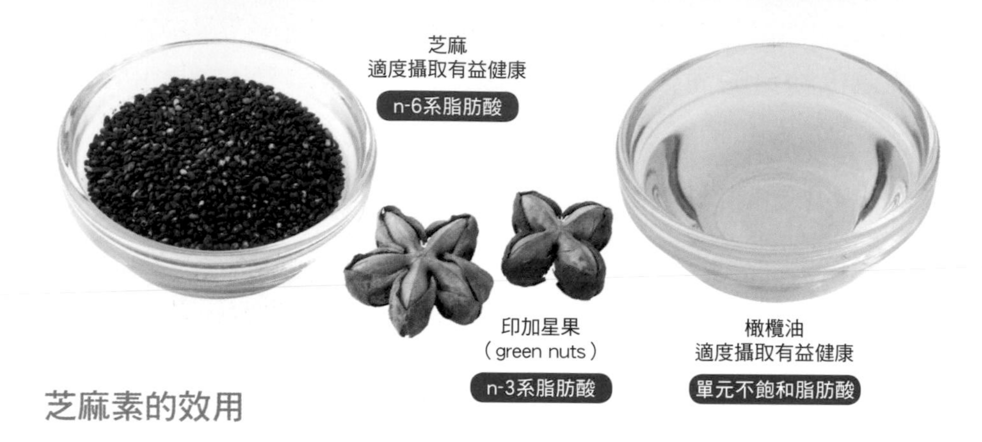
芝麻
適度攝取有益健康
n-6系脂肪酸
印加星果
(green nuts)
n-3系脂肪酸
橄欖油
適度攝取有益健康
單元不飽和脂肪酸

芝麻素的效用

芝麻分白芝麻與黑芝麻，除了用來製作糕餅或料理（如炒芝麻、芝麻醬、芝麻粉等），也是植物油的原料之一。富含優質的**蛋白質**、**維生素B群**、**維生素E**。芝麻內含具高抗氧化作用芝麻素的來源成分，但其本身並不會發揮抗氧化性，而是進入體內後經由腸內細菌分解，**被腸道吸收後才轉變芝麻素**。

芝麻素的抗氧化作用已受到許多實驗證實，它的功效甚至**優於抗氧化維生素**的代表維生素E。

無論是磨成芝麻粉後食用或透過麻油來攝取，芝麻素的抗氧化效果都很值得期待。

當成植物油原料的種實類

據說**橄欖**在西元前2000年就已經開始被食用。未熟成的嫩果實是綠橄欖，紫黑色已熟成的則稱為黑橄欖。因為直接吃會有苦味，一般都是鹽醃後保存，再做成冷盤前菜或沙拉等料理。當然，它也是橄欖油的原料。

印加星果（green nuts）分佈於亞馬遜的低地至高地，屬大戟科植物。在亞馬遜自原住民時代就廣為愛用。維生素E含量豐富，由於是不易氧化的n-3系脂肪酸，故可加熱烹調。是印加星果油的原料。

亞麻為亞麻科一年生的植物。**亞麻仁油**是從成熟的亞麻籽中萃取而成的油，色澤偏黃。**荏胡麻**是紫蘇科紫蘇屬的多年生植物，葉子與紫蘇非常相似。自種籽萃取而成的就是**荏胡麻油**。這兩種油都是優質的植物油，但因容易氧化必須放在陰涼處保存，開封後請在一個月內使用完畢。**不適合拿來加熱烹調**。

多多攝取優質的植物性脂質

牛、豬等動物性脂肪含有大量的**飽和脂肪酸**，而植物性脂肪與魚油則屬於**不飽和脂肪酸**。飽和脂肪酸會導致動脈硬化，故建議各位多攝取不飽和脂肪酸。

紅花油、大豆油、麻油等所含的**亞油酸**是不飽和脂肪酸之一的**n-6系脂肪酸**。適量攝取可降低膽固醇，但**若攝取過量又會引起過敏症狀**。

青皮魚脂肪中的EPA與DHA、紫蘇油、荏胡麻油、亞麻仁油等α**亞麻油酸**是**n-3系脂肪酸**，對預防動脈硬化、癌症、癡呆症等有所幫助。缺點是**容易氧化**，必須趁新鮮時攝取。

橄欖油、杏仁油、菜籽油、葵花油等為**單元不飽和脂肪酸**。此成分可減少LDL膽固醇，增加HDL膽固醇，達到**預防動脈硬化**的效果。此外，因能防止LDL膽固醇的氧化，故具防癌作用。**不易氧化，適合當成調理油使用**。

攝取過多n-6系多元不飽和脂肪酸的飲食生活，會提高罹患癌症等生活習慣病的風險，請多加留意增加n-3系不飽和脂肪酸與單元不飽和脂肪酸的攝取比例。**橄欖油**價格合理又不易氧化，是很棒的調理油品。

亞麻仁油
趁新鮮時攝取
n-3系脂肪酸

荏胡麻油
趁新鮮時攝取
n-3系脂肪酸

水果

蘋果

蘋果紅了，醫生的臉就綠了！

季節
整年（依品種而異）

重要的營養素
果膠、槲黃素、花青素

保存方法
耐儲藏，較可久放。

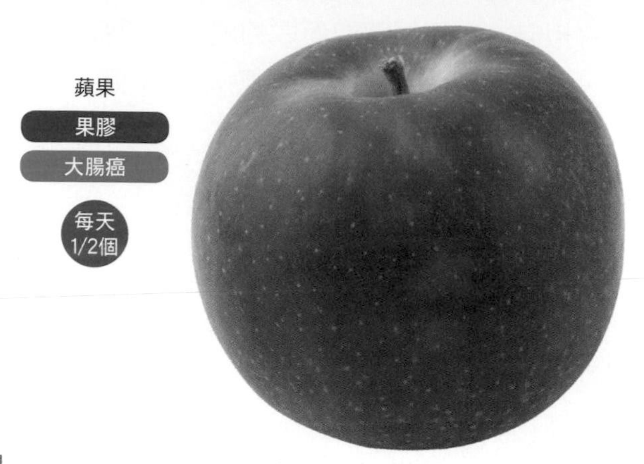

豐富的多酚效用活躍

一直以來蘋果就被認定是有益健康的水果，因而有了蘋果為「長壽之源」、吃蘋果就「不需要醫生」的說法。蘋果的果肉含有**槲黃素**，果皮則富含**花青素**等豐富的多酚。這些成分都具有高抗氧化作用，有助於防癌。但一般市售的蘋果汁多半已流失這些活性成分，效果並不高。

此外，特別值得關注的成分是果膠。它可以緩和腸道的緊張，抑制腸內腐敗菌的增生、調整腸內環境。因此，蘋果被視為可幫助**預防消化道癌症**的食品。

果膠可抑制癌症的發生

根據富山大學田澤賢次名譽教授的研究，蘋果的果膠會使腸內的pH酸性化，促進乳酸菌與比菲德氏菌的繁殖，減少壞菌的產氣莢膜梭菌，進而抑制與腸胃有關的強力致癌物質亞硝胺之發生，對**預防大腸癌**頗有助益。另外，在白老鼠的實驗中，相較於餵食普通飼料的對照組，在飼料裡加入蘋果果膠的實驗組出現了致癌率降低6成的結果。

水果

檸檬・葡萄柚

維生素C的抗氧化作用值得期待

具有高抗氧化作用的檸檬

一般都認為抗氧化作用極佳的檸檬對身體好，**可延年益壽**。在古羅馬時代與毒蛇纏鬥的鬥士因為檸檬撿回一命，18世紀的英國海軍也因為吃了檸檬和萊姆克服了壞血病。

檸檬的機能性成分為維生素C、檸檬酸、多酚類。這些成分除了能讓血液保持清澈、不易凝固，檸檬酸還會包覆礦物質，使其容易被體內吸收。

因具有**極強烈的抗氧化作用，有助於防癌**已是眾所皆知的事。癌症病患食用大量檸檬使病情獲得改善、痊癒的經驗也時有所聞，在濟陽式食療中也建議各位**每天吃2顆**檸檬。

維生素C與檸檬酸可以防癌

葡萄柚內含豐富的**維生素C**。而葡萄柚的獨特苦味則來自於多酚之一的苦味成分柚皮苷。據說吃葡萄柚可**適度控制食慾**，這是因為柚皮苷加速了飽足感所致。

葡萄柚的檸檬酸可幫助防癌，果皮內的香味成分檸檬烯會刺激交感神經，促進脂肪燃燒。

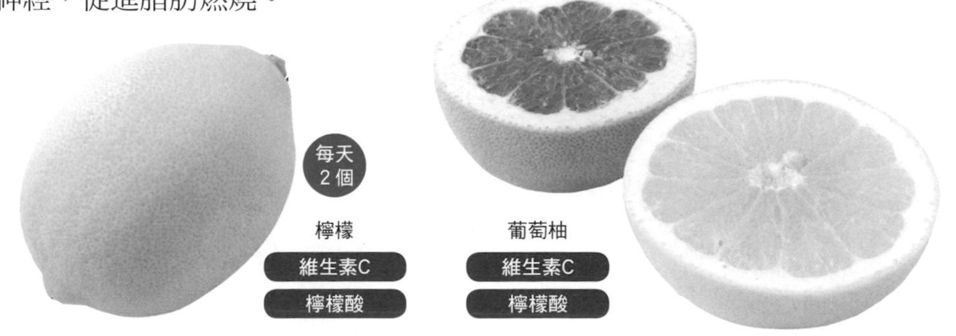

水果

橘子・柳橙
頗具抗癌功效的隱黃質

溫州橘的隱黃質

橘子被稱為**類胡蘿蔔素與維生素C的寶庫**，其β胡蘿蔔素的含量約為番茄的2倍，維生素C約是檸檬的三分之一。

近來，溫州橘所含的**隱黃質**這種抗氧化物質受到關注。它是胡蘿蔔素的同類，卻比胡蘿蔔素擁有更佳的抗癌功效。**經動物實驗證實具有防癌效果**，同時也富含可調整腸內環境的果膠。

乾燥的橘皮又稱陳皮，屬於中醫使用的中藥材之一。皮內含有**檸檬黃素**，被認為有強化微血管的效果。

檸檬酸可消除疲勞

柳橙的**維生素C含量豐富**，除了含有會在體內轉變為維生素A的胡蘿蔔素、可調整礦物質平衡的鉀，還有鈣、磷、鎂等成分。臍橙（navel）也是柳橙的一種，其維生素C含量約為柳橙的1.5倍。

營養成分與柳橙相似的夏蜜柑，是酸味強烈的柑橘類。酸味來自於檸檬酸，具防癌作用，可幫助消除疲勞。

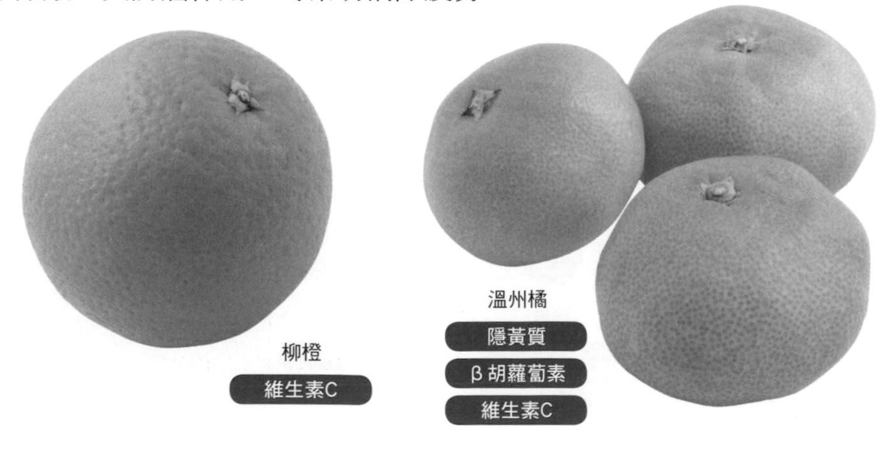
柳橙
維生素C
溫州橘
隱黃質
β胡蘿蔔素
維生素C

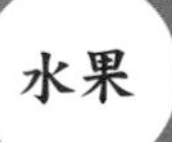

西瓜・哈蜜瓜・桃子
美味又具有抗氧化作用的水果

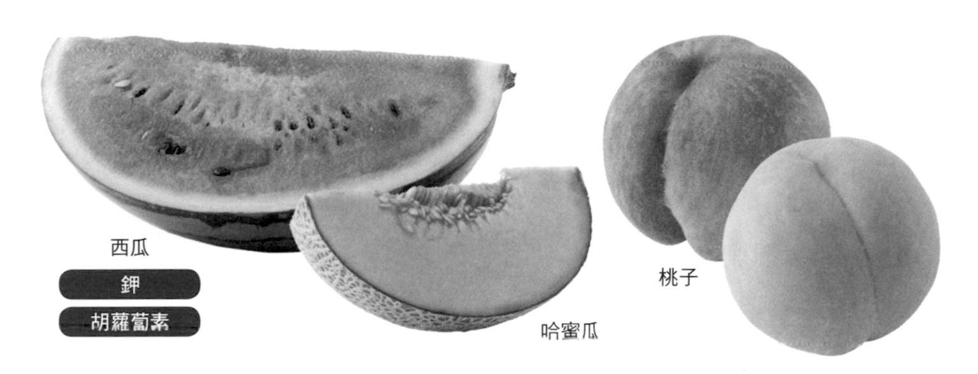

西瓜是夏季補充水分的好幫手

西瓜是日本人很熟悉的水果，但其原產地是在非洲，於安土桃山時代（1573～1600年）傳進日本。

富含胡蘿蔔素與維生素C（只有紅西瓜才有胡蘿蔔素），此外還含有利尿成分瓜氨酸。因為也含有大量的鉀，兩者相互作用活絡腎臟的功能，有助於改善高血壓及防癌。

含有豐富維生素C的哈蜜瓜

哈蜜瓜富含具高抗氧化作用的**胡蘿蔔素**與**維生素C**，對預防癌症及生活習慣病、老化頗具效果。可調整礦物質平衡的鉀含量也很豐富。因醣分高、膳食纖維少，對腸胃差或因病使消化力降低的人來說是很適合的水果。這也是為什麼哈蜜瓜常被選為探病用的水果。

富含微量營養素的桃子

桃子依果肉顏色分為白桃、黃桃及紅桃。白桃富含多酚之一的**類黃酮**，黃桃為**胡蘿蔔素**，紅桃則是**花青素**。這些都是具有高抗氧化作用的成分，對預防癌症、動脈硬化及老化很有幫助。

水果

梨子・洋梨・歐洲李

歐洲李的抗氧化作用堪稱第一

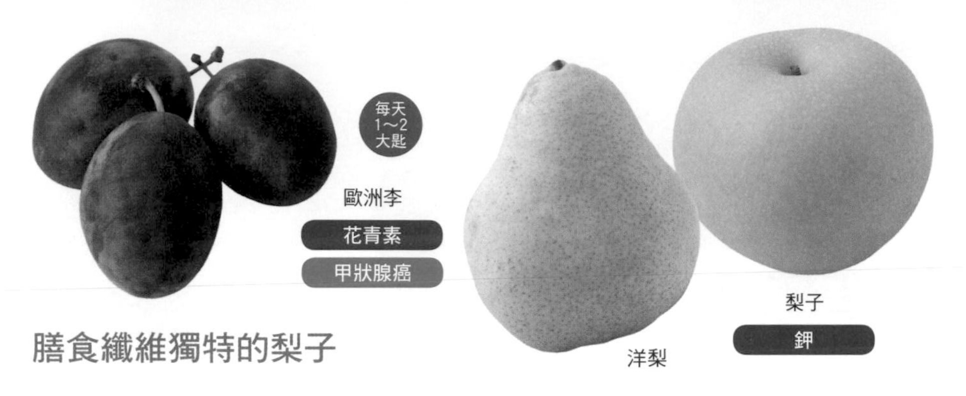
每天
1～2
大匙
歐洲李
花青素
甲狀腺癌
洋梨
梨子
鉀

膳食纖維獨特的梨子

梨子特有的爽脆沙沙口感來自於石細胞。果肉的細胞壁變硬後即為石細胞，因為不易消化，**可調整腸道、改善排便情況**。

鉀含量豐富的洋梨

洋梨富含的鉀可令血壓上升的**鈉**排出體外，預防高血壓與癌症的效果值得期待。因膳食纖維量豐富，故可調整腸內環境。此外含有大量的銅，有助於鐵的吸收。

被稱為奇蹟果的歐洲李

歐洲李雖可直接生食，但將果汁或果肉濃縮的濃縮液，或乾燥處理後的粉末，更可攝取到豐富的營養。

英文名為「miracle fruit（奇蹟果）」的歐洲李具有強烈的抗氧化作用，是優質的防癌食品。其獨特的深紅色來自於花青素。一般認為對**甲狀腺癌**很有幫助。

根據美國農務省塔夫斯大學老化研究所中心的研究，證實歐洲李在各種蔬果、豆類中具有最高的抗氧化功效。這是因為綠原酸與其他未知的抗氧化成分所致。

每天攝取1～2大匙的歐洲李濃縮液就能有效防癌。

水果

草莓・藍莓・葡萄
維生素C、果膠、花青素的抗癌作用

果膠豐富的草莓

草莓於江戶時代（1600～1867年）自荷蘭傳入日本。被稱為**維生素C**的寶庫，只要吃5～6顆中等大小的草莓就能攝取一天所需的維生素C。可提高免疫力，預防癌症與老化。膳食纖維的**果膠含量**也較多，可調整腸內環境，對改善便秘、預防大腸癌頗有助益。

具有高抗氧化力的藍莓

藍莓約莫是在60年前傳入日本，近年來才開始受到歡迎。富含青紫色素的**花青素**，此成分可幫助身體製造視網膜感光時需要的**視紫紅質**（rhodopsin），擴大視野、提高夜間視力。具高抗氧化作用，可使活性氧變得無害，預防癌症及動脈硬化、老化。

抗癌功效備受期待的葡萄

作為葡萄酒原料的**葡萄**產地遍及全球。紅葡萄的果皮色素內含多酚之一的**花青素**，可預防癌症及動脈硬化、老化。一般認為紅葡萄與紅葡萄酒中所含的**白藜蘆醇**有抑制癌症的功效。

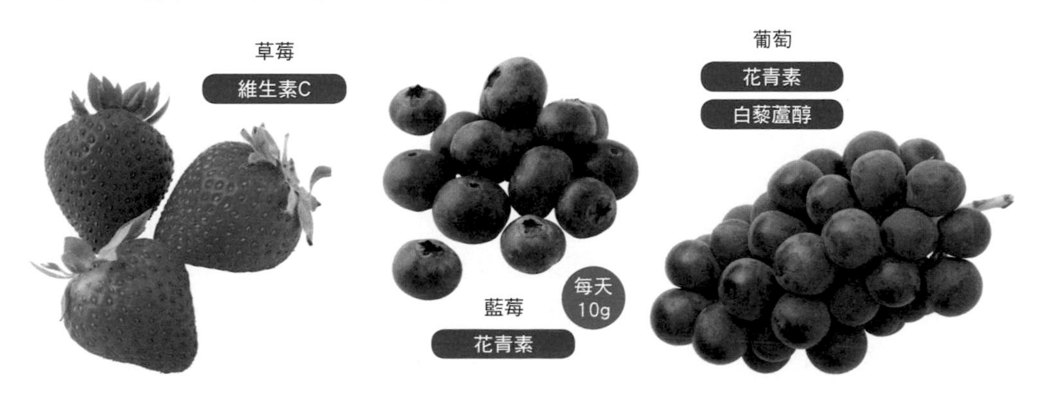

水果

柿子・柚子・無花果
日本特有的水果，也具有抗癌作用

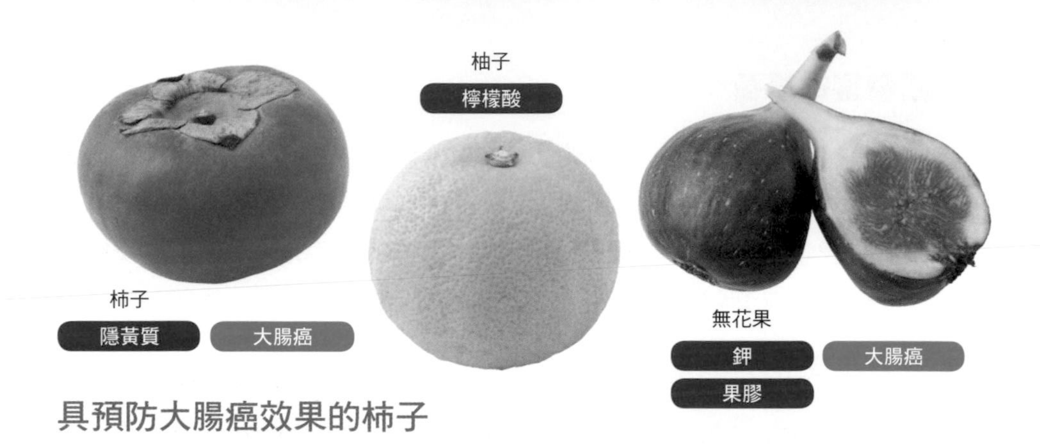

具預防大腸癌效果的柿子

柿子富含胡蘿蔔素，可提升免疫功能，預防感冒、提高抗壓力。**胡蘿蔔素**含量也很多，且含有**隱黃質**。水溶性膳食纖維的**果膠**也多，**有助於預防大腸癌**。鉀的含量也很豐富。

擊退病菌的柚子

柚子有股獨特的香味和酸味，常被拿來當成日本料理的佐料使用。一般認為吃柚子就不容易感冒，所以日本人在冬至當天有泡柚子澡的習慣。除了富含防癌、消除疲勞及強化血管的檸檬酸、琥珀酸、蘋果酸，還有維生素C、維生素E等。香氣成分中含有檸檬烯、松油烯、芳樟醇、 α 蒎烯等。

富含鉀、果膠的無花果

無花果含有豐富的鉀，可將多餘的鈉排出體外，調整體內的礦物質平衡、預防癌症。膳食纖維的**果膠**也很多，可改善排便情況，**預防大腸癌**。排便情況良好就能有效率地排出膽固醇、糖分與鹽分，對預防生活習慣病很有效。

水果

奇異果・鳳梨・芒果

南洋水果的抗癌功效

預防癌症的奇異果

英文名是kiwi fruit，富含維生素C、鉀及膳食纖維。根據日本東北大學大久保一良教授們的調查，奇異果內含**2種可將活性氧變得無害的抗氧化物質**。其所含的蛋白質分解酵素，有助於肉類料理的消化吸收。

促進消化的鳳梨

鳳梨是帶有獨特酸甜味的熱帶水果。**內含維生素C**。其酸味成分為**檸檬酸**，對消除疲勞、預防癌症很有幫助。將醣分轉化為能量時，不可或缺的**維生素B1**與膳食纖維的含量也很多。因含有**鳳梨酵素**這種蛋白質分解酵素，和肉或魚料理一起吃的話有助於消化吸收。

富含胡蘿蔔素的芒果

芒果在熱帶至亞熱帶地區廣為栽培，在日本以宮崎縣與沖繩產的芒果最受到歡迎。鮮黃色的果肉內富含高抗氧化作用的**胡蘿蔔素**，可提高免疫力、預防癌症和老化。

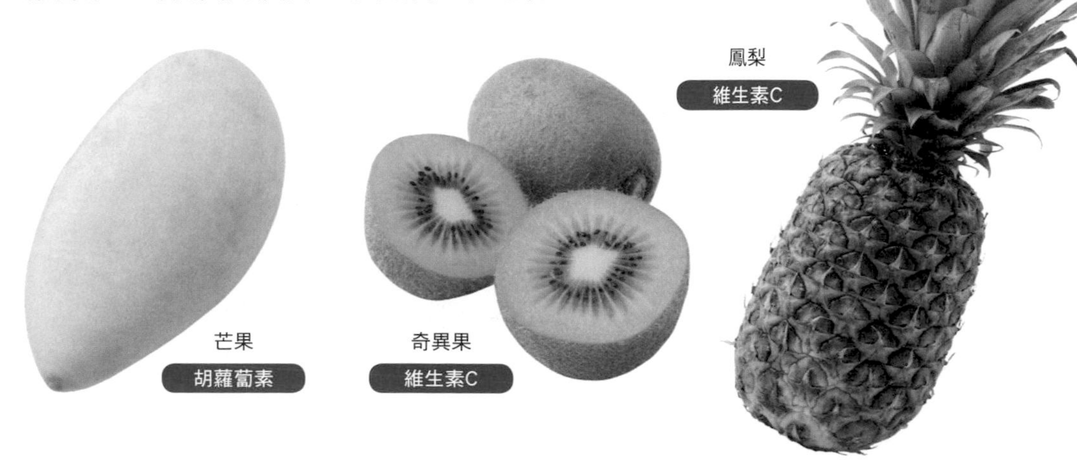

魚貝類

白肉魚

鮭魚的蝦紅素具抗癌作用

鮭魚屬於白肉魚

魚類中**白肉魚**比紅肉魚更具有防癌效果。鮪魚和鰹魚的紅肉（即瘦肉部分）中含有易氧化的成分**肌紅蛋白（myoglobinuria）**。對身體健康的人來說或許是營養，但對罹癌者與治療後處於敏感時期的人而言，**最好避而遠之**。

鰈魚、鱈魚、比目魚等**白肉魚的動物性蛋白質建議每天攝取一次**。白肉魚中最值得食用的就是**鮭魚**。一般常因為其紅肉的外表而誤以為鮭魚是紅肉魚，**其實牠是貨真價實的白肉魚之一**。

蔬果的紅色色素稱為類胡蘿蔔素。鮭魚和鱒魚等魚類的紅色色素**蝦紅素**，也是類胡蘿蔔素的一種。目前已被證實具有**提高免疫功能、抑制癌症的作用**。

日本宮崎大學農業系的研究小組，曾對體內植入癌細胞的白老鼠進行給予蝦紅素的實驗，結果發現得到蝦紅素的白老鼠體內出現癌細胞增生被抑制的情況。再更進一步調查後確認，蝦紅素**可增強免疫細胞中T淋巴球**的功能。此外，除了抑制癌症的發生，還**可預防轉移及復發**。

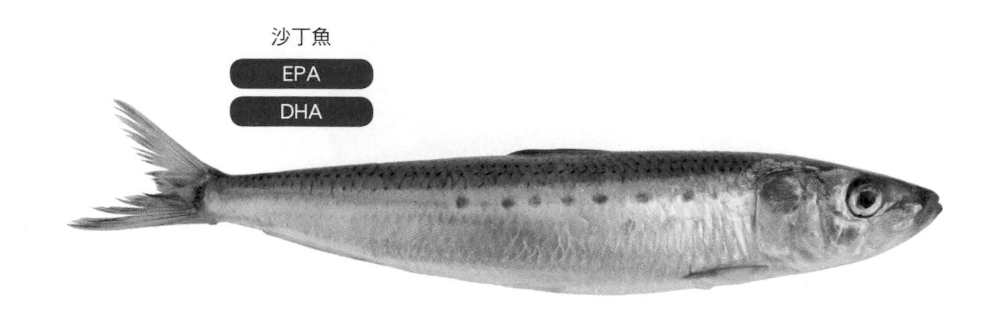

魚貝類

青皮魚

多攝取DHA就不易罹患癌症

具抗癌功效的DHA

竹莢魚、沙丁魚、秋刀魚等**青皮魚最好趁新鮮時食用**。青皮魚中含有大量的**DHA（二十二碳六烯酸）**，不但能抗癌，也有助於預防、改善腦中風等生活習慣病。過去魚類的脂肪因被認為與牛、豬的脂肪一樣屬於動物性脂肪，故被建議盡量少攝取。

格陵蘭的愛斯基摩人一直以來，就很少罹患腦梗塞、心肌梗塞或癌症，經研究發現，愛斯基摩人常吃的海豹或魚類的脂肪中含有DHA，該成分已被證實可預防癌症、心肌梗塞、腦梗塞。

在白老鼠的實驗中也發現，DHA具有**預防乳癌及大腸癌**的效果。此外，還能抑制促進癌細胞增生的前列腺素E2之生成，對癌細胞的增生與轉移同樣有效。也有調查報告指出，**多攝取DHA的人不易罹患癌症**。另外，DHA還有抑制過敏性皮膚炎的效果。

青皮魚內除了DHA還有**EPA（二十碳五烯酸）**，其作用與DHA相同。EPA可使血液不易凝固，降低血液中的中性脂肪、預防動脈硬化。為了預防生活習慣病，建議各位積極攝取青皮魚。

由於青皮魚的脂肪容易氧化，**請趁新鮮時食用**。若以燒烤的方式處理會使珍貴的脂肪流失。若做成生魚片食用就能有效率地攝取DHA與EPA。

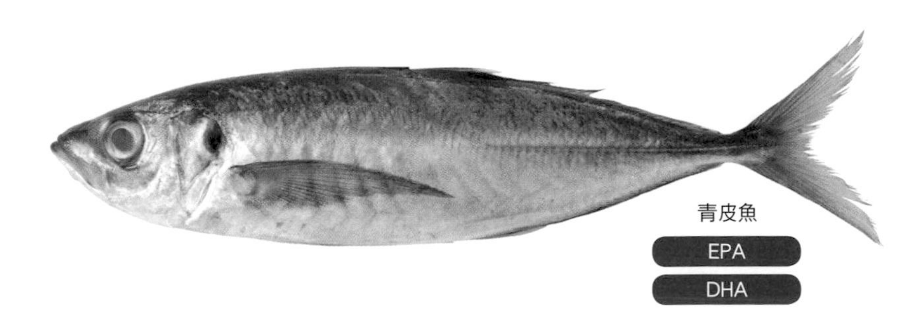

魚貝類

蝦・花枝・章魚

健康的蛋白質來源

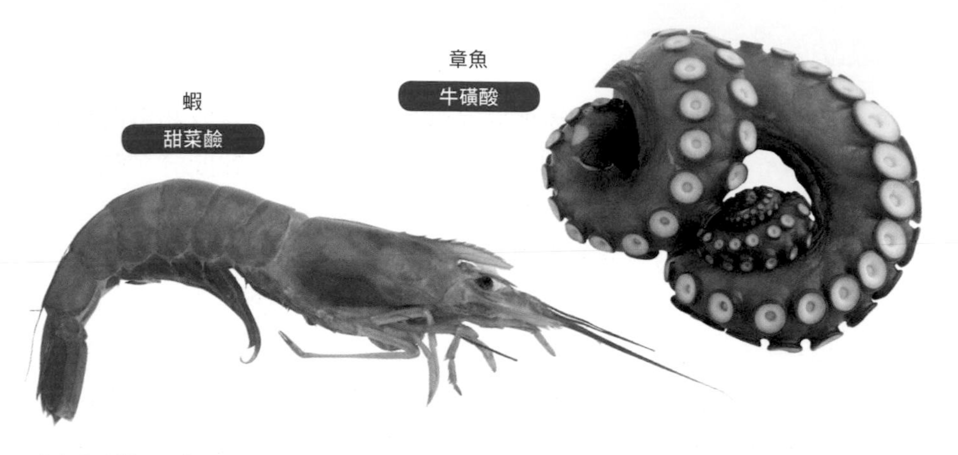

低脂質、高蛋白質的健康食材

甜菜鹼這種氨基酸存在於花枝及蝦類體內，是鮮味成分的來源。甜菜鹼可使同半胱胺酸轉換為蛋氨酸。

必需氨基酸之一的蛋氨酸在肝臟被代謝的過程中，產生的中間產物含有同半胱胺酸。

同半胱胺酸經代謝後會轉換為氨基酸的半胱胺酸，若此時體內的維生素B群不足就會阻礙半胱胺酸的代謝，使同半胱胺酸保持原來的狀態在體內累積過量。過多的同半胱胺酸因活性氧而氧化，會使血管出現障礙、**引發動脈硬化**。

蛋氨酸主要是在肝臟發揮作用的氨基酸，它可將有害物質變得無害，排泄老廢物質，分解、降低膽固醇與中性脂肪。而且，蛋氨酸會將抗氧化成分的硒運送至全身，使體內免受活性氧的危害。

因此，常食用花枝與蝦類就能讓對身體有害的同半胱胺酸變成有益身體的蛋氨酸，預防、改善癌症及血脂異常症、動脈硬化、脂肪肝等等疾病。

魚貝類

蟹・海瓜子・牡蠣等

豐富營養素改善體質

牛磺酸改善全身的狀態

牛磺酸是氨基酸樣化合物（與氨基酸類似，但無法合成為蛋白質的物質）之一。章魚、螃蟹、花枝、貝類等魚貝類中富含此成分。魷魚表面的白色粉末就是牛磺酸的凝結物。

牛磺酸存在於人體的各個內臟器官內，對維持生命活動有著重要的作用。當牛磺酸不足時，全身就會出現不適的情況。像是肝臟或心臟不適、膽固醇或中性脂肪增加、動脈硬化、腦中風、容易疲勞等各種症狀。

身體處於健康的狀態下牛磺酸不會不足，**但疲勞、生病或因罹癌導致代謝、營養障礙時，牛磺酸就會不足**。此時只要多吃章魚、螃蟹、花枝、蜆仔、海瓜子、蛤蜊、牡蠣等補充牛磺酸，就能改善不適的情況。不過，**正在接受癌症治療的患者，請將份量控制在約為平時的一半**。

牡蠣含有維持生命必要的鋅

牡蠣內含豐富的鋅，因為營養豐富而被稱為海中牛奶。

維持健康與生命需要各種的營養素，當中最重要的就是鋅，它在許多方面都很活躍。最近由於鋅不足導致的疾病與症狀逐漸增加。認為**鋅不足與致癌有關**的的研究也正在進行中。

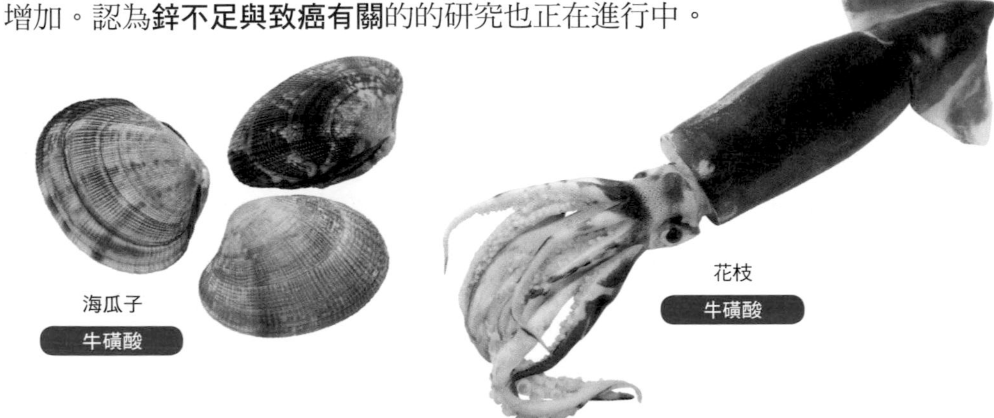

肉類

雞肉

請選擇自然飼養的優質雞肉

人類原為草食性動物

目前已有各種報告顯示，動物性蛋白質、**特別是四肢行走的動物（牛與豬）的蛋白質和脂肪，若攝取過量會促進癌症的發生及惡化。**

其實人類吃肉並非由來已久，尤其在日本，除了一部分的地區之外很少有吃牛或豬的習慣。依地區的不同有些地方會吃豬肉，但吃牛肉則是在明治維新（1867年）之後。

人類原本就是草食性動物，這點從唾液的酵素成分來看就能清楚了解。人類的唾液中用來消化植物澱粉的澱粉酵素活性非常高，這是因為長久以來食用植物所致。反之，肉食性動物的澱粉酵素活性則近乎是零。

動物性蛋白質請從雞肉及魚貝類中攝取

話雖如此，我們也不能完全不攝取動物性蛋白質。如果是身體健康的人，只要不攝取過量就不會有問題。但**品質上請多留意**。被飼養在日照、通風不佳的狹窄雞舍裡的雞，餵食的飼料有時會被摻入抗生素，因此盡可能選擇放養在接近自然環境中的優質雞肉。脂肪與膽固醇較少的**雞胸柳**和**雞胸肉**每天吃一次倒是無妨。

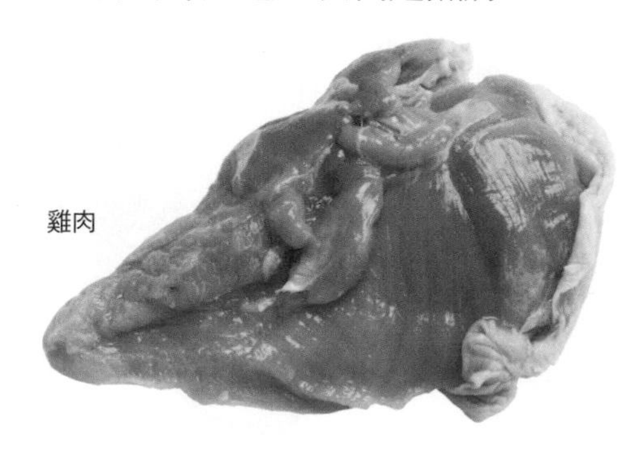
雞肉

肉類

雞蛋

因飼養方式使品質出現極大的差異

營養均衡的完全食品

過去曾因為「雞蛋的膽固醇高，吃了會增加LDL（壞）膽固醇」、「雞蛋是造成過敏的原因」等，使雞蛋被視為不好的食品，出現了最好少吃的意見。不過，最近發現只要是身體健康的人，即使每天吃雞蛋膽固醇也不會上升。

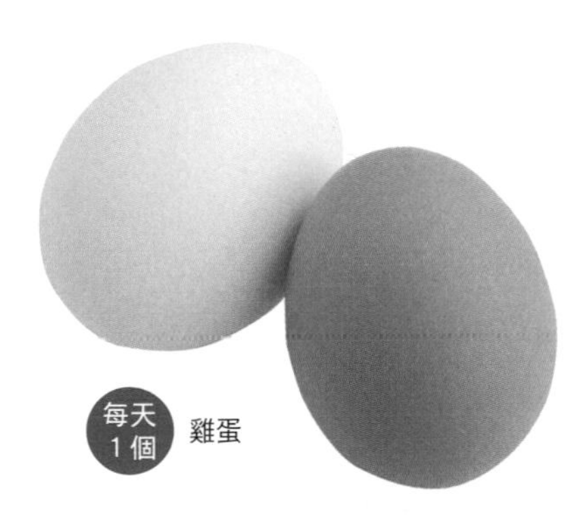

而且，蛋黃中的**膽鹼**可活化大腦，**有效預防腦部的老化**。而蛋白中的**溶菌酶**則有**提升免疫力**的作用。

雞蛋幾乎包含了大部分的營養素，是種營養均衡的優秀健康食品，若是優質的雞蛋就算**每天吃1顆**也沒關係。

請選購優質的雞蛋

選購雞蛋時請勿選擇被關在狹窄雞舍內飼養的雞，而是選平養（放養）在寬敞土地上，吃穀類或混合貝殼的自然飼料長大的健康雞隻所產的蛋。曾經有人指出吃了飼料中被混合魚粉的雞產下的雞蛋是造成人體過敏的原因。這種雞蛋因含有氧化物質，就防癌的觀點來看不是適合食用的食品。

基於食品安全的考量，購買食品時請留意生產者的資訊，選擇品質優良的產品。雖然品質較好的雞蛋通常價格會比較高，但為了健康，還是建議各位選購這樣的食品。

其他

優格

調整腸內環境的必需食品

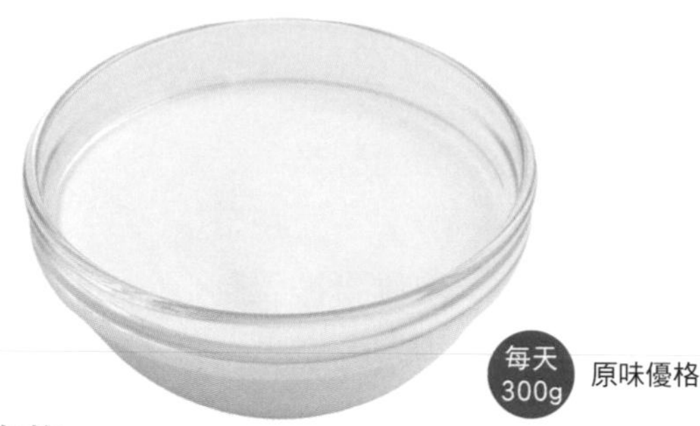

每天 300g 原味優格

提高免疫力的乳酸菌

我們的腸內存在著300種、100兆個腸內細菌。腸內細菌主要分為兩種：對**健康有益的好菌**與**導致疾病的壞菌**。壞菌一多有害物質和細菌的**毒素就會在腸內累積**，提高**罹患大腸癌**等各種疾病的風險。反之，好菌變多就能抑制壞菌的繁殖，**抑止癌症的發生**。

好菌的代表為**乳酸菌**。當乳酸菌大量繁殖腸內會變成酸性，抑制壞菌的繁殖與活動、調整腸內環境。

有助於預防胃癌的優格

為了增加腸內的乳酸菌，建議可多吃**優格**。優格裡存在著乳酸菌。

此外，優格內也含有乳酸菌的食物「寡糖」。其他像是黃豆、蜂蜜、洋蔥等也都含有此成分。

此外，積極攝取優格也能抑制導致胃癌的幽門螺旋桿菌（helicobacter pylori）。

除了直接食用，與水果一起製成果汁，還能同時攝取維生素以及礦物質。

甜度較低的原味優格，可加入蜂蜜或歐洲李濃縮液一起食用。

其他

蜂蜜

每天2大匙提升免疫力

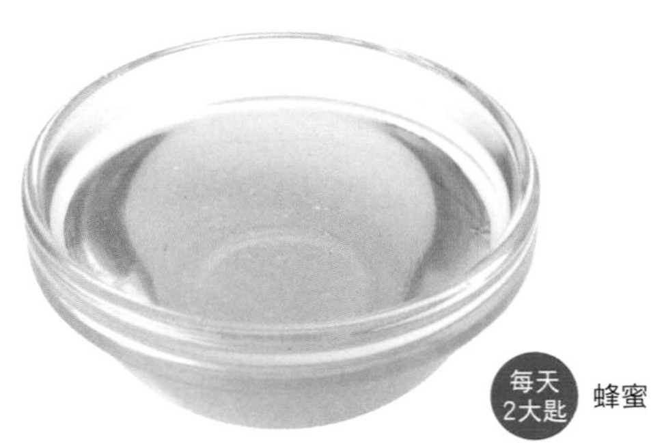

每天2大匙 蜂蜜

也被拿來治療疾病的蜂蜜

蜂蜜自古以來就被視為可提高免疫力的珍貴食品。在古埃及遺跡裡也出現過描繪養蜂情形的東西，《舊約聖經》中也曾提到過蜂蜜。另外，在日本蜂蜜更被當成口內炎的治療藥物且記載於《日本藥方》（日本厚生勞動大臣制訂的醫藥品規格基準書。從明治19年（1886年）至今已有100年的傳統）。

除了富含維生素K、鋅等維生素、礦物質，還有乳酸、檸檬酸、琥珀酸等，有助於檸檬酸循環的運作，達到防癌效果。而且具有pH4左右的弱酸性，故不會腐敗也是其特徵。殺菌力也很出色。

可幫助調整腸內環境

根據京都大學名譽教授家森先生的研究，在長壽者多的喬治亞與亞塞拜然，當地人民將蜂蜜當成甘味料使用，也有把它當成藥來舔的習慣。這兩個地區同時也是大量攝取優格的地方，相乘效應下使腸內環境保持良好，**免疫力相對提高**。

每天2大匙左右的份量最理想。但請留意品質，盡量選擇純度高、無農藥影響的蜂蜜。直接吃或加入優格。在蔬果汁中加些蜂蜜可增加甜味，讓蔬果汁喝起來更美味。

其他

綠茶

兒茶素的高抗氧化作用有助於抗癌

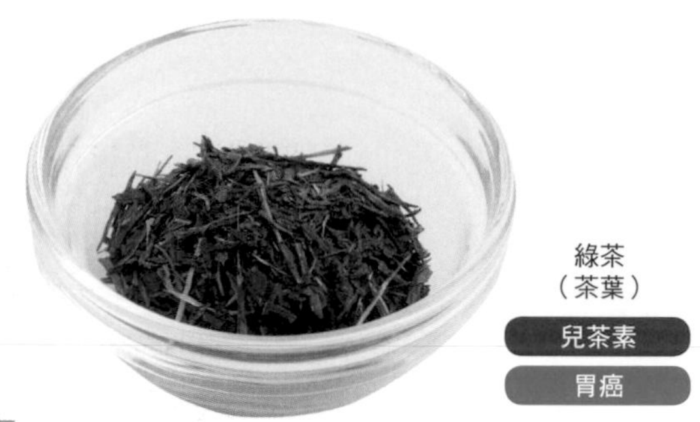

澀味來源是兒茶素

綠茶也是受歡迎的健康食品之一。**兒茶素**是澀味來源的成分，因為具有高抗氧化作用而廣為人知。含有兒茶素的綠茶是很受歡迎的健康飲品。

兒茶素存在於以綠茶（茶葉）為原料的煎茶、番茶、烘焙茶等。紅茶雖然也是以綠茶（茶葉）為原料，但因經過發酵故成分稍有不同。紅茶含有**茶黃素、槲黃素**等具抗氧化作用的多酚。

兒茶素的抗氧化作用

兒茶素會抑制脂質的氧化。因為可防止細胞膜的氧化，抗癌作用受到期待。一般認為有助於**預防胃癌**。強烈的殺菌作用可預防口臭及蛀牙，故建議各位可使用綠茶漱口。

兒茶素還能促進脂肪燃燒、預防肥胖。此外，還可抑制血液中的中性脂肪與LDL（壞）膽固醇的增加，穩定血壓和血糖值，有效預防代謝症候群（metabolic syndrome）。通常沖泡第一次含有的兒茶素最多，第二次剩下大約一半，到了第三次已經變得很少。沖泡過的綠茶隨著時間經過會出現氧化反而對身體不好。因此擺放超過一段時間的綠茶最好不要再喝。

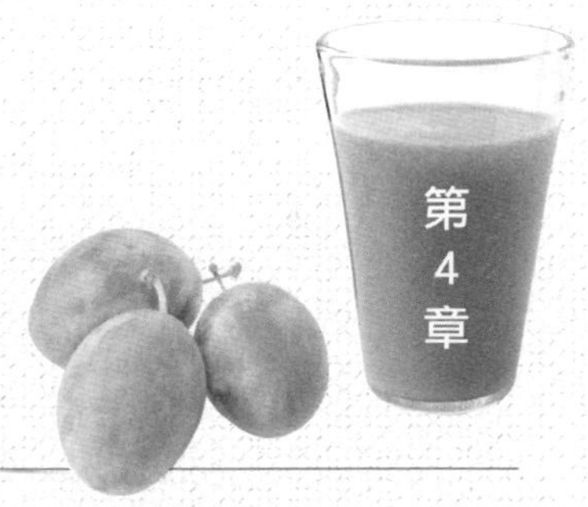

幫助你擺脫癌症體質的飲食生活建議

歐美的罹癌情況趨於減少

自1990年代起美國的癌症患者開始減少

美國的罹癌患者數正在**逐年下降中**。在美國1973～1989年死於癌症的人年年增加。但到了**1990年之後卻開始慢慢減少**。是什麼原因讓美國的癌症死亡率降低了？

美國的罹癌患者數之所以減少，於1979年發表俗稱的**「麥高文報告（Mcgovern Report）」**可說是其契機。

當時美國患有心臟病、癌症、腦梗塞等疾病的人不斷增加，醫療費用壓迫到國家的財政。1975年當時的美國總統福特（Gerald・R・Ford）驚覺一向以世界最高醫療技術自豪的美國，罹患癌症和心臟病的人卻持續增加，對此感到震驚的他為查明原因設立了「營養問題特別委員會」。

只要改善飲食生活就能提高免疫力

那時候發表的就是「美利堅合眾國上議院營養問題特別委員會報告書（俗稱麥高文報告）」。詳細內容請參閱P164。而該報告的結論簡單地說就是：**癌症和心臟病、腦中風、糖尿病都是因為錯誤的飲食生活所致**，為了預防這些疾病就必須提高人體的自然治癒力（免疫力），因此食物有著很重要的作用。

於是，FDA（美國食品藥物管理局）在1979年制訂了有關健康的目標「健康人民（Healthy People）」，直到今年，「健康人民2010」仍持續進行中。1990年美國國立癌症研究所提出**「飲食金字塔」**，呼籲人民積極地攝取具防癌效果的蔬菜。

美國政府推出明確強力的健康政策，人民也予以回應。國家人民齊心的結果使罹癌情況得以減少。

美國癌罹率與死亡率的變化

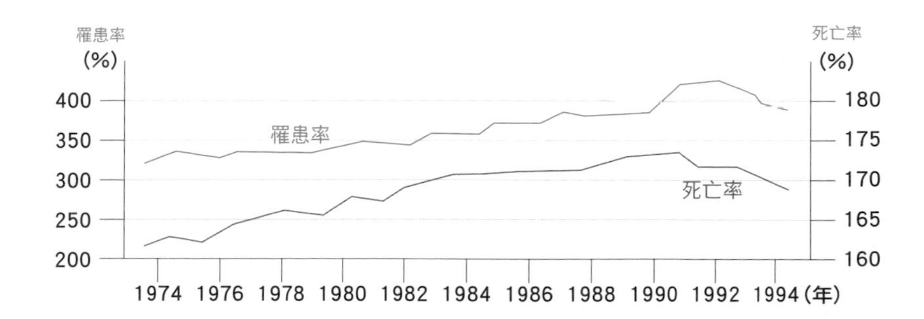

●資料來源「日本東北大學研究所辻一郎教授資料」

依男女・內臟器官區分的癌症死亡率變化（美國）

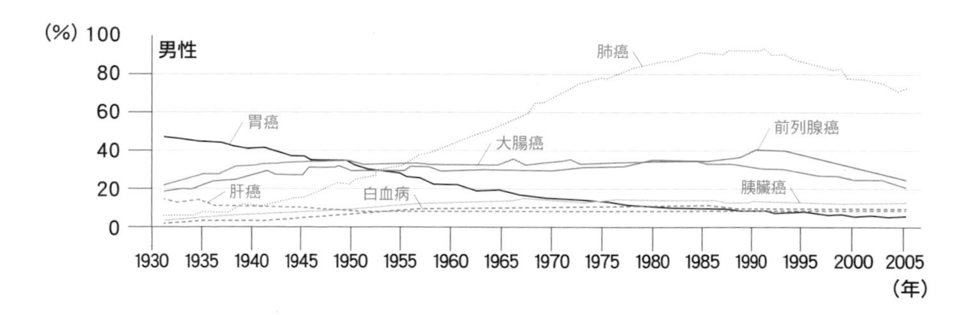

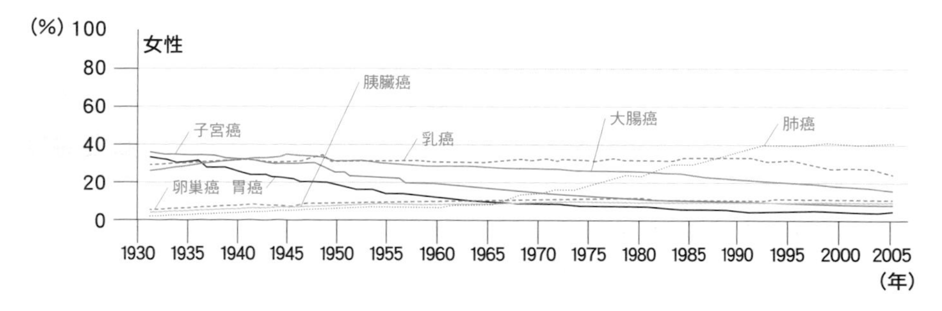

●資料來源「Cancer Facts & Figures,2009」American Cancer Society

癌症的原因是錯誤的飲食生活

疾病的增加與飲食生活的變化有密切的關係

營養問題特別委員會針對19世紀後在美國的疾病狀況與飲食生活的變化進行調查，結果發現150年前因傷寒或結核等細菌感染而死亡的人很多，罹患癌症、心肌梗塞、腦中風等疾病的人則近乎於零。再進一步調查世界各國後，發現歐洲與美國的情況相同，非洲、亞洲、中東與近東等直到現在罹患癌症等疾病的人並不多。

造成歐美各國150年前和現在的差異，以及與發展中國家的差異，原因在於**飲食生活的差異**。

當時美國的飲食方式是導致疾病的元兇！

多達5000頁以上的麥高文報告裡提到：

「以肉食為主的現代飲食不自然又很糟糕。舉凡癌症、心臟病、腦中風等疾病，**皆起因於現代錯誤的飲食生活**。**這些疾病無法靠藥物痊癒**。若再不改善飲食生活問題將永遠無法解決。」

「到目前為止，醫學上一直忽視飲食與疾病的關係。醫師們認為只要能消除病菌就沒問題，對營養的事根本一無所知。」

「使疾病痊癒的是身體的修復力。**食物中的營養可提高修復力**。」

「我們應該坦然面對這個事實，立即著手改善飲食生活。」

字字句句都在訴求**改善飲食生活**。具體的做法是，**減少食用以肉為主的高熱量、高脂肪之動物性食品，盡量多攝取未精製的穀物、蔬菜和水果**。美國的飲食生活便以此為出發點開始變化。近年來美國的罹癌人數與死亡數之所以減少就是最好的成果證明。

近來最值得信賴的就是，世界癌症研究基金會與美國癌症研究財團彙整出來的**《防癌14條》**（於1997年發表）。

防癌14條

第1條
以植物性食品為主的飲食方式。盡可能多方攝取蔬菜、水果、豆類、低精製度的澱粉主食。

第2條
避免肥胖，讓體重維持在IBM（體重／kg÷身長／m的平方）18.5～25.0。

第3條
每天快走1小時，每週進行1小時的強烈運動，保持運動身體的習慣。

第4條
每天攝取400～800g的蔬菜水果。

第5條
蔬果之外的植物性食品，如穀類、豆類、薯類、香蕉等每天攝取共計600～800g。

第6條
建議不要飲酒。如果要喝，男性每天可喝啤酒500mℓ、葡萄酒200mℓ、威士忌50mℓ、日本酒1合（＝180mℓ）以下。女性則控制在上述一半的量。

第7條
牛、豬、羊肉等紅肉每天攝取80g以下。

第8條
減少脂質的攝取量，控制在總熱量的15～30％。特別要控制動物脂質的攝取，多使用植物油。

第9條
鹽分控制在每天6g以下。使用香辛料或香草達到減鹽的效果。

第10條
注意黴毒。別將食物放置在常溫下，不吃發黴的食物。

第11條
容易腐爛的食物要放進冰箱或冷凍庫保存。

第12條
留意食品添加物及農藥。若在規定的使用量範圍內則不需特別擔心。

第13條
避免食用焦掉的食物，直接用火烘烤的肉、魚及鹽漬的燻製食品也要有所節制。

第14條
若能遵照上述內容，就不需要另外攝取營養補充品。

●此外，還要加上「禁菸」。由於吸菸的致癌性已相當明確，故在此不另做說明。

美國的飲食生活變化

積極推薦人民攝取具高制癌效果的食品計畫

美國在1990年進行具防癌功效的植物性食品研究「飲食設計企畫」，歸納出數種具有高制癌效果的食品，訂名為**「飲食金字塔」**，積極呼籲人民攝取這些食品。

之後更持續將與癌症有關的飲食研究推廣至全世界。當中最引起全球關注的是英國牛津大學名譽教授杜爾（Richard Doll）博士的發表。杜爾博士根據各種流行病學的研究做出這樣的結論：「導致癌症的原因中吸菸佔了30%、35%是飲食，包含了酒精及藥物、添加物在內的話，**致癌的原因近50%來自於食品**（經口進入體內的東西）」。

此外，美國紐約康乃爾大學的T．柯林坎貝爾（T. Colin Campbell）教授收集了顯示四肢行走動物的蛋白質（動物性蛋白質）之致癌性數據資料，寫下《救命飲食》（The China Study）一書。書名的由來是因為作者認為健康的飲食，就是中國與日本的飲食方式。

以植物性食品為主的飲食可有效防癌

說到美國的飲食，一般人常會有大口吃大塊牛排的印象。但，最近美國的蔬菜消費量增加，日本的豆腐和壽司大受歡迎。洛杉磯的壽司餐館已多達上百家，除了美國，日本的食品在歐洲也很受歡迎。

這是因為愈來愈多人知道，以植物性食品與魚貝類為主的飲食不但能防癌，還是促進身體健康的重點，因而使日本的飲食被視為**「健康飲食的範本之一」**而大受關注。

相較於美國逐漸改善的飲食生活，現代的日本遵循傳統日本飲食方式的人卻愈來愈少，大眾偏愛的反而是西餐、漢堡等西式飲食，這樣的現況還真是諷刺。

飲食金字塔

重要度

大蒜、高麗菜、甘草、黃豆、薑、芹科植物（胡蘿蔔、西洋芹、防風草）

洋蔥、茶、鬱金、糙米、全穀粒小麥、亞麻、柑橘類（柳橙、檸檬、葡萄柚）、茄科植物（番茄、茄子、青椒）、油菜科植物（花椰菜）

哈蜜瓜、羅勒、龍艾、燕麥、薄荷、奧勒岡、小黃瓜、百里香、蔥、迷迭香、鼠尾草、馬鈴薯、大麥、莓果類

杜爾博士的癌症原因分析

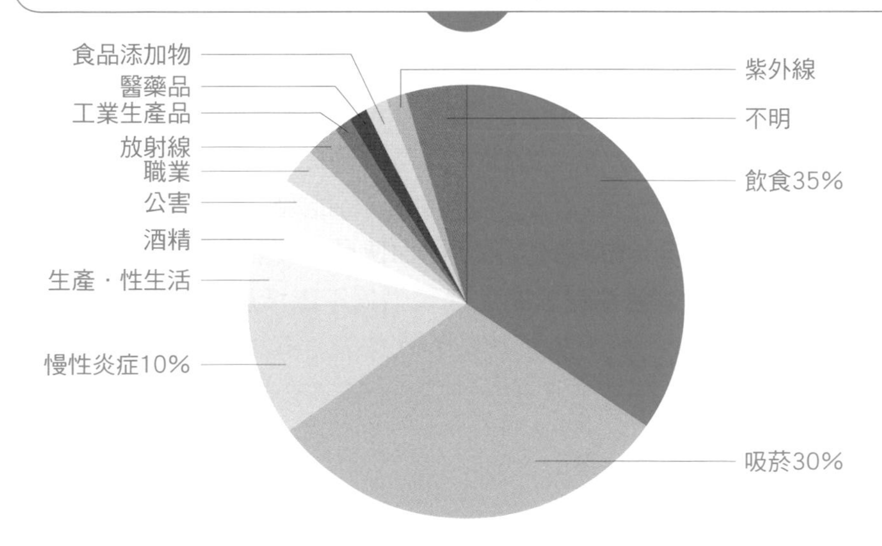

元祿時代前的飲食受到美國的讚賞

美國認同的是元祿時代前的日本飲食

麥高文報告中主張減少攝取動物性脂肪與精製、加工的糖分，鼓勵人們大量食用蔬菜、豆類、海藻類等植物性食品，而碳水化合物方面則是建議選擇未精白處理過的食材。

人類原為草食性動物，並無吃肉的習慣。從唾液中分解澱粉的澱粉酵素活性就能清楚了解。

麥高文報告中提到「世界上只有一個地方進行著理想的飲食生活，那個國家的人民都很長壽」。這個受到讚賞的理想飲食生活國家就是日本。但並非現代的日本，而是距今300多年前、精米技術尚未發達的**元祿時代（1688～1703年）前的飲食方式**。

現代的日本飲食完全不算是健康飲食

元祿時代前，多數的日本人是以**未精製的穀類**為主食，搭配當季的蔬菜、海藻及小魚等。即便不追溯到古老的元祿時代前，直到1960年代左右，日本人飲食攝取的熱量中，脂肪所占的比例很低，仍持續維持著以碳水化合物為主，搭配蔬菜、蕈菇類、海藻類及豆類的簡單飲食。這的確符合了麥高文報告中讚賞的飲食方式要素。

然而，在那之後日本人的飲食生活趨於「歐美化」，大量攝取高脂肪的肉類，導致熱量過多。而且，生活中隨時能取得使用了保存料（防腐劑）等食品添加物的加工食品。現在的日本飲食生活已**逐漸偏離傳統的日本飲食，使得以癌症為首的生活習慣病不斷增加**。30多年前，麥高文報告裡所說的「不自然又很糟糕的飲食」，不就是在形容現代的日本飲食嗎？！想要維持身體健康，就必須回歸傳統的日本飲食習慣。

動物的澱粉酵素活性

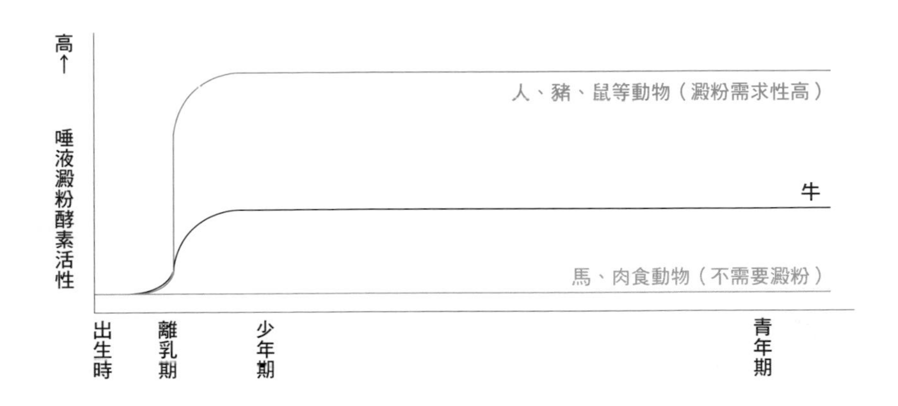

●本表是根據《傳統飲食的恢復》（島田彰夫博士）製成

日本人飲食生活的變化

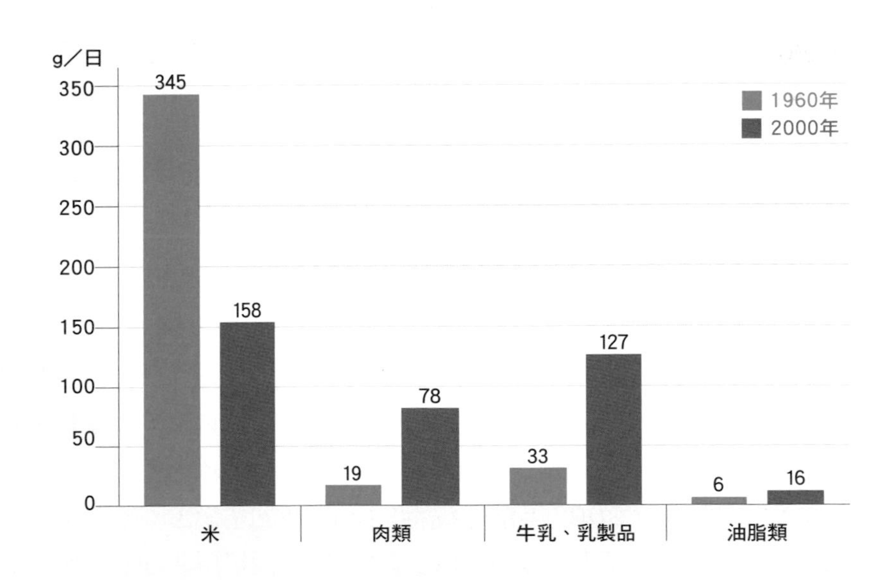

●本表是根據日本厚生勞動省的資料製成

長壽之國日本的罹癌率未獲改善

日本人在60年內平均壽命延長了30年

世界第一長壽國日本的平均壽命（平均死亡年齡）在1947年時，男性為50.06歲、女性為53.96歲。但到了2007年，男性是79.19歲、女性是85.99歲，數據顯示出**60年內男性的壽命延長了29年，女性則是約30年**。

60年前日本人的壽命之所以不長，主要是因為傳染病。不衛生的生活環境與惡劣的營養狀態，使多數人感染到結核病等疾病而死亡。特別是抵抗力較弱的嬰幼兒，死亡率非常高。

之後，隨著經濟發展營養狀態獲得改善，且因醫療技術發達抑制了傳染病的發生，日本人的壽命便有了大幅的延長。

不過，有件事要提醒各位注意，平均壽命延長的世代為第二次世界大戰前、後存活下來的人。也就是現在年近90歲、出生於大正至昭和初期（1912～1925），維持著傳統日本飲食（即米飯搭配味噌湯、烤魚和醬菜）的人。他們的飲食方式與現代人不同，屬於**單純的粗食世代**。而且，**該世代的人們也很少食用加工食品**。

隨著飲食生活變化持續增加的癌症

這40年來，日本人**食用米飯與蔬菜的份量減半，肉類、牛奶、乳製品、油脂類的攝取量增加了約莫3～4倍。這樣的飲食變化與疾病的增加有著密切的關係。**

從平均壽命為50多歲的1950年代左右，經過了60年的時間，日本人的死因出現了變化。當中，死因之首的癌症也持續地增加。

相較於1975年，2007年罹患癌症的人約增加了3倍，死於癌症的人約2.5倍。雖然孩童與年輕人的死亡率減少，但壯年期因癌症死亡的人卻增加了。強烈呼籲大眾重視防癌的必要性。

日本的死亡率變化

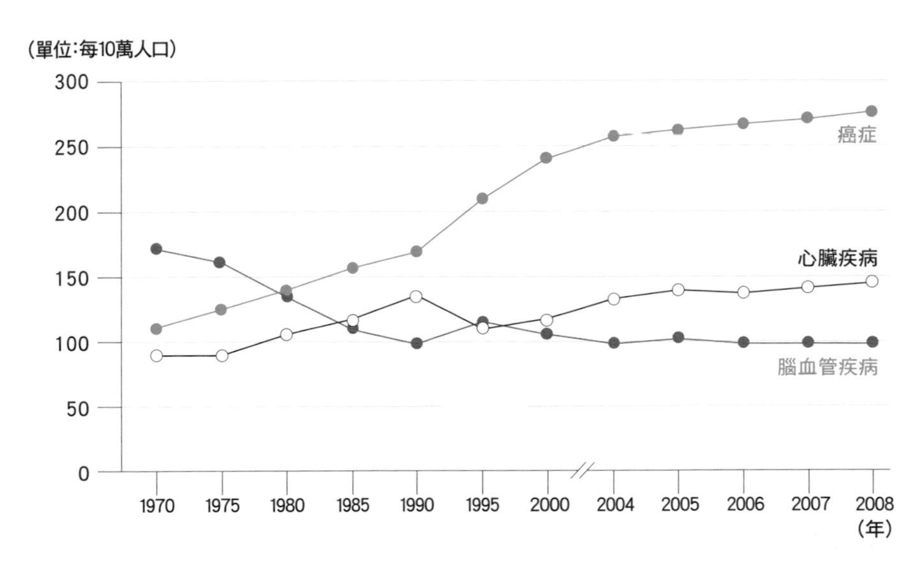

●本圖表是根據日本厚生勞動省的資料製成

日本人的死因

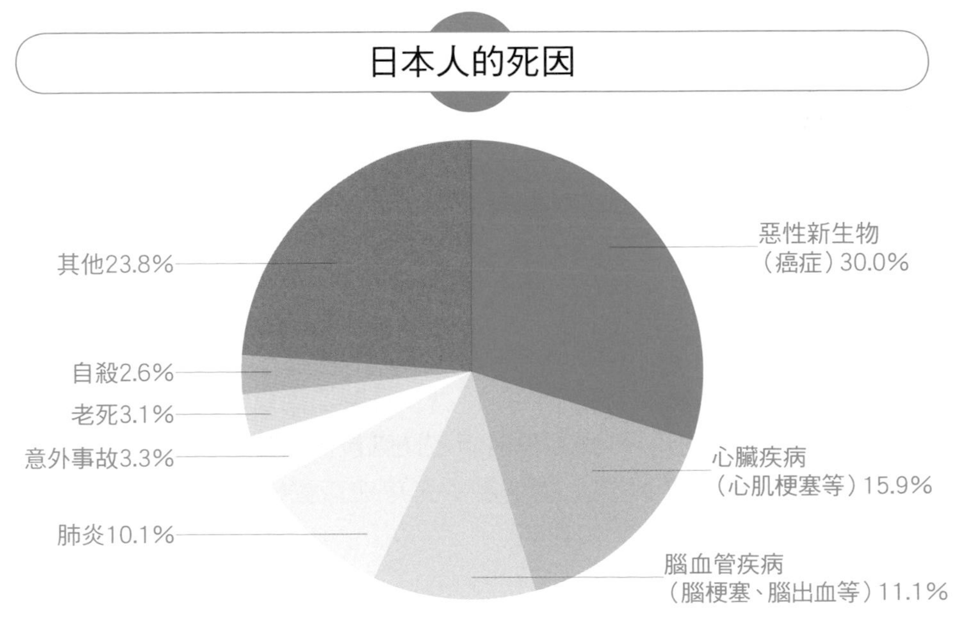

●本圖是根據「2008年人口動態統計」(日本厚生勞動省)製成

製造能量的檸檬酸循環

引發癌症的原因錯綜複雜

癌症發生的原因很多，像是遺傳的要因、細菌與病毒、放射線及紫外線、食物、食品添加物、化學物質（致癌物質）等。根據1981年美國NIH（美國國立衛生研究所）發表的杜爾博士的統計，顯示**癌症的近50%與食品有關，30%是吸菸，食物的消化吸收及代謝的異常為很大的原因。**

生物為了生存而攝取必要的食物

人類為了生存，必須透過進食補充必要的營養。經口進入體內的食物在胃裡被消化後運送至腸內，經消化酵素分解後送往肝臟。再由肝臟將其轉換為體內可利用的養分，而必要的養分就會隨著血液送往全身。

被送往全身的養分進入細胞內，經**線粒體**轉化為能量。代謝過程中產生的老廢物質與汗、尿及呼出的氣體一起排出體外，或被送往腎臟，最後隨著汗或尿液、糞便排出。這一連串的過程就是代謝。

多餘的葡萄糖與脂質會儲存在脂肪細胞內以備不時之需。脂肪細胞內若儲存過多的脂肪就會導致肥胖，成為造成代謝症候群與各種生活習慣病的主因。

檸檬酸循環中產生了能量

線粒體是存在於全身細胞內的器官，**可製造能量的檸檬酸循環就位於其內**。食物經分解後得到的營養素在此處被代謝，產生ATP（**腺苷三磷酸**）。ATP是活動身體、製造細胞、生命活動的能量來源。不過，此時也會產生導致癌症的活性氧。

製造能量的過程

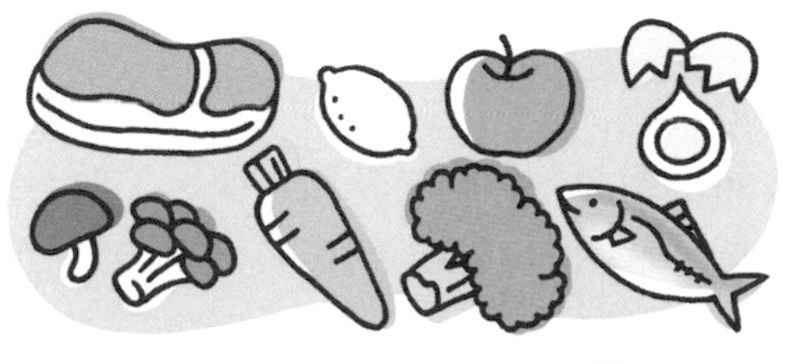

透過食用讓體內獲得生命活動必要的營養素

在體內經消化、吸收後轉變為葡萄糖
（葡萄糖不足時會轉而利用脂質或蛋白質）

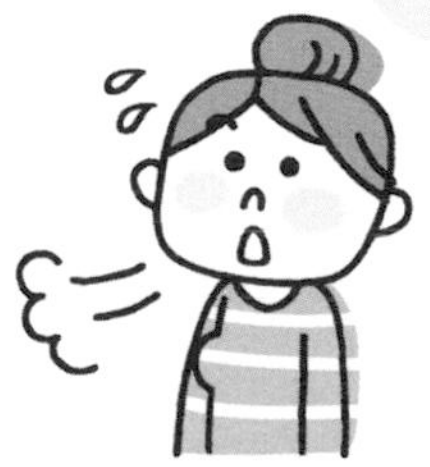

隨著吐氣、汗、尿液等老廢物質一起排出體外

進入細胞線粒體內的檸檬酸循環

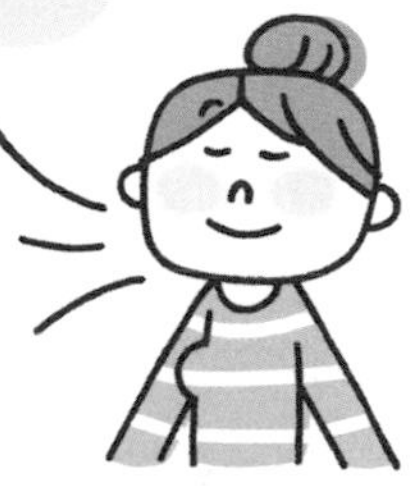

呼吸吸入氧氣

檸檬酸循環
（TCA循環）

因為各種酵素與維生素的作用產生變化，最後恢復成檸檬酸。在此過程中會製造能量（ATP）。能量的製造需要氧。另外也會產生水及二氧化碳等老廢物質。

水

氧氣

二氧化碳

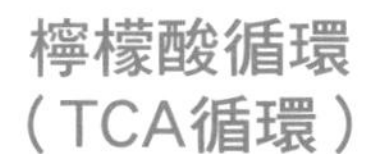

製造出能量→產生活性氧

癌症原因為代謝異常

檸檬酸循環順暢，癌症就能獲得改善

因癌症發生於內臟器官的細胞內，往往被認為是罹癌部位的病變。但，近來漸漸被發現癌症是慢性代謝障礙引起的疾病。引發癌症的主因有4項條件。簡單歸納如下：

❶攝取過量的鹽分導致細胞內的礦物質平衡出現混亂

❷檸檬酸循環的異常造成ATP能量不足

❸動物性食品（四肢行走的動物）攝取過多

❹活性氧的危害

❶細胞內的礦物質平衡與鈉和鉀有關。一般都認為細胞內的鹽分（鈉）過剩會促使致癌，關於這點請參閱P176，至於❸與❹請參閱P178～P181。

濟陽式食療中特別關注的是❷的因ATP不足導致癌症的發生。

法國巴黎大學皮耶魯斯丁博士證實，當檸檬酸循環代謝活躍時會促使ATP的產生。另外，檸檬酸循環受阻使ATP不足的話，細胞內外的礦物質平衡失調就會致癌。

由此可知癌症與檸檬酸循環關係密切，假如沒有能讓檸檬酸循環正常運作的營養素，癌症就會發生。

使檸檬酸循環順暢的營養素

為使檸檬酸循環保持順暢，維生素B1、維生素B2、菸鹼酸、泛酸、生物素等**維生素B群**絕不能缺少。維生素B群不足時檸檬酸循環就無法順利運作，此時不只是癌症，也會導致各種疾病。

近年來幾乎很少出現的腳氣病就是其代表。這是由於維生素B1不足導致心臟衰竭或末梢神經障礙的疾病，在日本江戶時代好發於將主食以白米取代糙米的富裕階層，故又名「江戶病」。為使檸檬酸循環保持順暢，必須攝取富含維生素B群的食物。

一般認為動物性食品中含有大量的維生素B群，但建議各位減少食用這類的食物，盡量多從植物性食品中攝取。

最好是將**主食換成糙米，飲用蔬果汁來攝取大量的蔬菜水果**。喝蔬果汁不但能增加攝取量，其**抗氧化物質的抗癌作用**也很值得期待。

保持檸檬酸循環的順暢

檸檬酸循環
有如電風扇

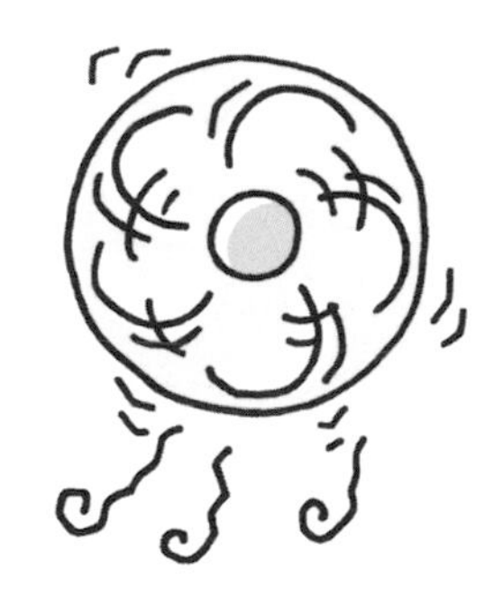

不停轉動
轉動愈快愈能有
效率地製造能量

導致檸檬酸循環異常的要因

❶礦物質平衡出現混亂
❷維生素B群的不足

飲用大量的蔬果汁

- 可攝取豐富的維生素B群
- 促進癌分（鈉）的排泄，獲得許多的鉀

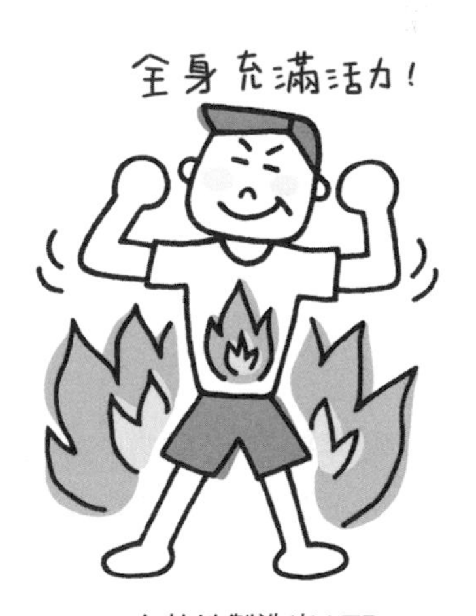

- 有效地製造出ATP
- 檸檬酸循環運作順暢

鹽分的過量攝取導致癌症

鈉與鉀的平衡非常重要

動物的**細胞內含有大量的鉀與極少量的鈉**。另一方面，細胞的外液如**血液和淋巴液則是少鉀多鈉**。無論是哪種生物，基本上都是保持著這樣的礦物質（電解質）平衡。

生物從海中進化到陸地，費了好長一段時間才進化至此。因此，為了在沒有鹽分的陸地上存活下來，生物體內會形成將鹽分儲存於血液的機制，藉以保持與海洋相同的pH。

只要食用天然食物就不會有鹽分攝取過量的情況，但時至今日鹽分變得唾手可得，生活中常會食用到加工食品，攝取過量反而成為導致癌症及高血壓的原因。

鈉失衡的癌細胞

除了鹽分攝取過量，因其他某種原因**使細胞內的鈉濃度上升，讓細胞受傷、老化，最後就會導致疾病，使細胞癌化。**

反之，只要礦物質平衡恢復正常，癌症的情況就能獲得改善。

維持礦物質平衡不可缺少的就是，存在於細胞表面的膜內的酵素。此酵素會將停留在細胞內的鈉向外推，使細胞外的鉀進入內部（主動運輸）。癌細胞會因為這個酵素的作用減少約兩成左右。最近也發現到**攝取鉀可活化此酵素的作用**。

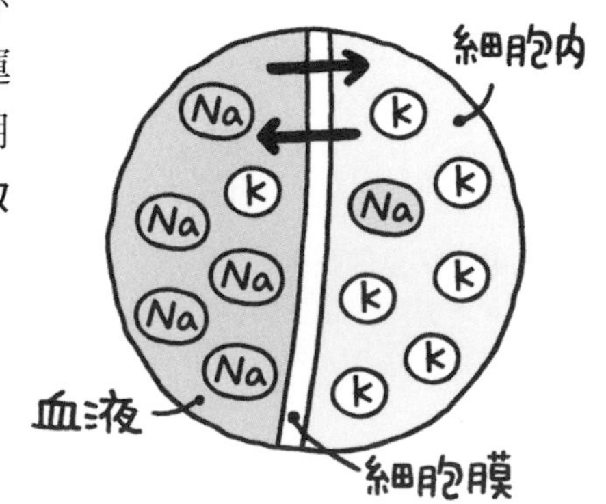

此外，鈉與鉀的細胞內輸送是以檸檬酸循環製造出**ATP（腺苷三磷酸）**為能量在進行。若鈉攝取過量導致ATP不足的話，致癌的風險也就相對提高了。

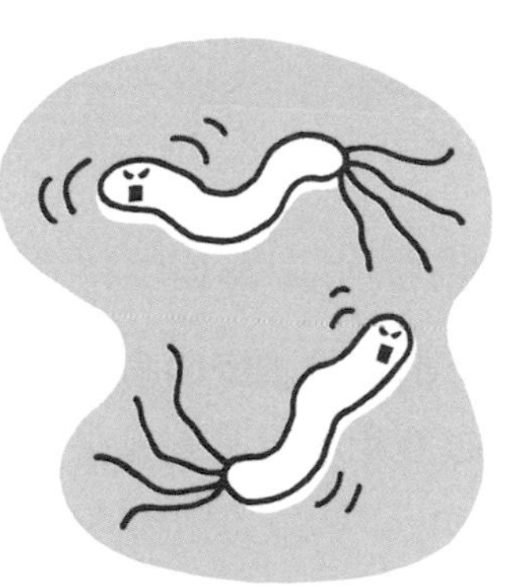

胃癌與鹽分其實有所關聯

最近發現到口味過鹹的飲食會使胃液及血液中的鈉增加，導致**胃癌**的易發。

事實上，據說韓國在冰箱普及後胃癌的發生率開始下降。在日本也因為減鹽使胃癌患者逐漸地減少。

胃癌與幽門螺旋桿菌有關。幽門螺旋桿菌會產生傷害胃黏膜的**尿素酵素**，使胃黏膜的功能變得容易受阻。因此，若鹽分讓細胞變成容易滲透的狀態，胃癌的發生率就會提高。

使細胞正常化的鉀、傷害細胞的鈉

構成人體的約60兆個細胞內所含的細胞內液中，大部分的礦物質都是鉀，鈉僅佔十四分之一。**大量攝取鉀除了可改善高血壓、預防白內障，對預防及改善癌症也有很大的幫助**。除此之外，鉀還有促進鈉排泄的作用。

多攝取鉀，盡可能減少鈉（食鹽）的攝取，使細胞保持正常狀態，就能達到防癌效果。蔬果中富含鉀，攝取愈多愈能防癌。**每天飲用蔬果汁便可有效率地攝取到鉀。**

至於會對我們體內造成各種壞影響的食鹽，把攝取量控制到近乎零是最理想的狀態，但實行起來恐怕不容易，故將目標設定為**每天4g**以內吧！

動物性蛋白質與癌症的關係

動物性蛋白質的致癌風險非常高

現代日本人的飲食生活中肉類的攝取量持續增加。雖然肉的鮮味充滿魅力，但**以肉食為主的飲食方式是致癌的最大關鍵**。

T．柯林坎貝爾教授的著作《救命飲食》（The China Study）中便提到，**動物性蛋白質（animal protein）是所有物質中致，癌性最高的食材**。

教授使用容易發生肝癌的黃麴毒素B細胞毒進行了實驗。針對兩組白老鼠分別給予低蛋白食（5%重量）與高蛋白食（20%），比較後發現，**高蛋白食組的肝癌發生率竟比低蛋白食組高出3倍之多**。

高蛋白飲食與致癌有關的理由

動物性蛋白質經胃液、胰液等消化後分解成更小的分子，被小腸吸收後送往肝臟，在肝臟代謝為體內可利用的蛋白質，但此時**肝細胞內的各種酵素也被活化**。

這就是問題所在，肝細胞內的酵素活性一旦提高就會致癌。

因接受癌症手術或化學治療使體力衰退、免疫力下降的患者，若攝取動物性食品，有時會發生癌細胞提早轉移至肝臟的情況，慢性肝炎的患者則會變得易患肝癌。上述這些人應該要避開動物性食品。不過，並非所有的動物性食品都不能碰，**要避開的是豬、牛、羊等四肢行走動物的肉，也就是所謂的「動物性蛋白質」**。這與脂質的量及品質有關。

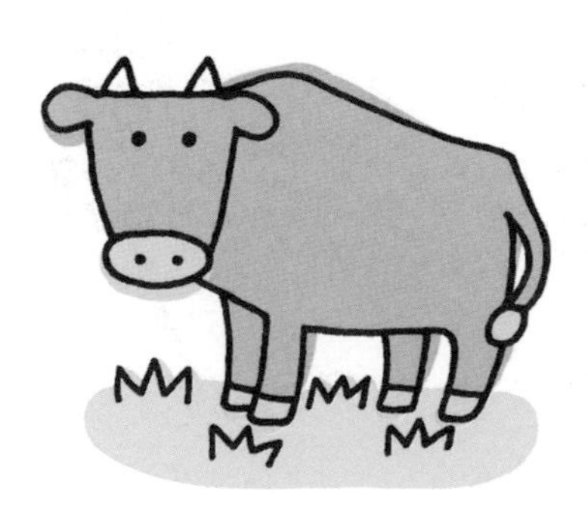

導致癌症的活性氧危害

有害身體的活性氧是造成癌症與老化的要因

活性氧因為是導致癌症及所有生活習慣病的原因，於是受到注目。

人類透過飲食攝取到的營養，經檸檬酸循環燃燒後獲得能量。檸檬酸循環是指利用氧氣有效率地獲得能量的「氧化」燃燒方式。過程中產生的「燃燒氣體」就是活性氧。

活性氧是非常不穩定的物質，**它對周圍的細胞具有強烈的氧化傷害力**。氧化若簡單說明，就像是汽車雨刷的橡膠部分經長期間使用後出現裂化的情況。血管也是如此，當活性氧變多時就會變得裂化脆弱。體內的活性氧變得愈多，癌症及生活習慣病的風險就會增加，也會加速老化。此外，因活性氧導致基因受損也是致癌的一大主因。話雖如此，只要生命持續，體內就會產生活性氧，且活性氧的毒也會擊退病原體，所以必須維持一定的量。

使活性氧變得無害的抗氧化物質

人體內具備著**將活性氧的危害降至最低限度的機制**。當使活性氧變得無害的酵素發揮作用，活性氧只要一產生就會被立刻去除。不過，這個機制會**隨著年齡增加而衰退**，加上長時間曝曬於紫外線下、吸菸、壓力、激烈的運動、飲酒過量、農藥與食品添加物等因素危害，體內產生大量的活性氧，就會超過機制可負荷的處理能力。

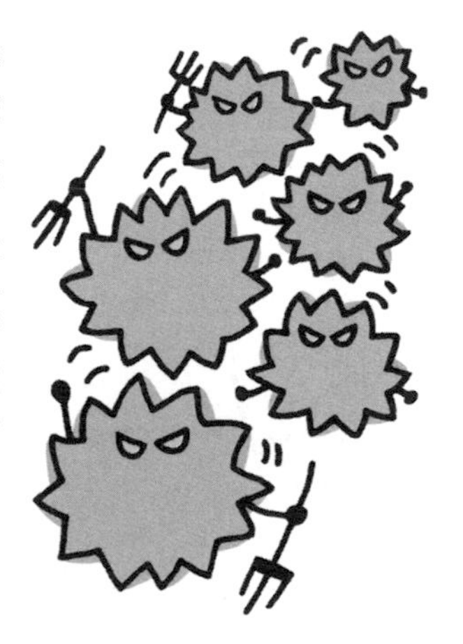

那樣的狀態若置之不理，就會來不及使活性氧變得無害，導致癌症的發生。

多多攝取具有高抗氧化力的物質

動物性脂肪也會提高致癌風險

活性氧的危害中問題最大的就是，**脂肪氧化時產生的過氧化脂質**。過氧化脂質當中含有傷害基因、造成癌症要因的物質。此外過氧化脂質之一、LDL膽固醇氧化後產生的氧化LDL，會導致動脈硬化降低免疫力。

特別是**四肢行走動物含有大量的易氧化飽和脂肪酸**，若攝取過量會導致氧化LDL的增加。沙丁魚、青花魚等青皮魚雖富含飽和脂肪酸，同時也含有預防動脈硬化的EPA與DHA，故建議各位趁新鮮時多多食用（正在接受癌症治療的人需要限制）。

因四肢行走動物攝取過量而使血液中的LDL膽固醇增加的話，LDL膽固醇會進入血管壁，經活性氧的氧化**變成有害的氧化LDL**。

氧化LDL產生後，雖然會被巨噬細胞這種免疫細胞擊退，但若累積的量太多就會造成破裂並附著於血管壁。**這就是造成動脈硬化的原因**。而且動脈硬化如果持續惡化，巨噬細胞數會減少，使免疫力下降，提高罹癌風險。

為避免這個情況，控制動物性脂質的攝取就顯得格外重要。

大量食用蔬菜水果，有助於攝取抗氧化物質

蔬菜水果中富含**抗氧化物質**。抗氧化物質能使癌症主因的**活性氧變得無害**。這些稱為植化素，被視為防癌不可或缺的成分而受到關注。維生素A（胡蘿蔔素）、維生素C、維生素E皆為具有高抗氧化作用的維生素，被稱為**防癌王牌（ACE）**。

而且，新鮮蔬果中各種酵素處於高活性的狀態，這些酵素能讓身體充滿活力、提高免疫力。

抗氧化物質、酵素、維生素與礦物質會相互作用，提高免疫力、發

揮防癌效果。

蔬果中所含的酵素與維生素容易被破壞，經刀切、水洗、加熱就會變得容易流失。因此最好是**直接生食**，然而這種方式攝取的量有限，所以濟陽式食療才會推薦各位飲用蔬果汁。

防癌三重點

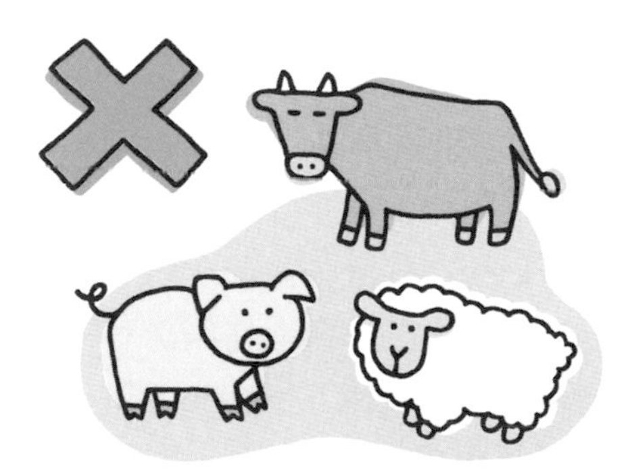

●不攝取（盡量減少食用）動物性食品

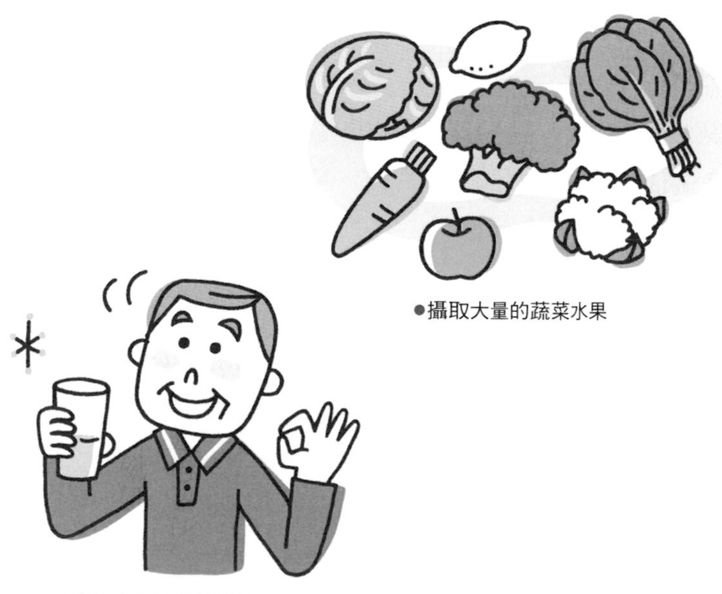

●攝取大量的蔬菜水果

●每天飲用現榨的蔬果汁

提高自然治癒力的飲食生活

預防並治療疾病的自然治癒力

癌症的預防與治療上不可或缺的就是**自然治癒力**。人類為了預防疾病，生來便具有治癒能力（自然治癒力），**自然治癒力下降的話，就會變得容易罹癌，難以充分獲得治癒效果**。

自然治癒力的中心為免疫力。免疫的主力是**白血球**，1mL的血液中約有5000～8000個白血球。白血球並非單一種類，基本上概分為顆粒球、淋巴球及巨噬細胞。

顆粒球會吞食粒子較大的細菌和死亡的細胞並殺死病菌，巨噬細胞則是負責殺死顆粒球無法處理的細菌，淋巴球會抓住病毒等粒子小的異物加以處理。此外，巨噬細胞還會產生介白素（interleukin）、干擾素（interferon）及TNF（腫瘤壞死因子）等細胞激素。細胞激素會幫助白血球等免疫細胞，有助於擊退癌細胞。

有助於預防、治療癌症的NK細胞

免疫細胞中，有個與癌症關係特別深厚的細胞為**NK（Natural Killer）細胞**，它是淋巴球的一種。NK細胞會在癌細胞膜上注入穿孔素這種蛋白質來殺死癌細胞。

即便是一般健康的人，體內每天都會產生3000～5000個以上的癌芽細胞。但只要**免疫功能充分運作就不會發病**。

免疫力除了防癌也能治癌。目前癌症的治療方法有手術、放射線治療、抗癌藥治療。無論哪種方法都會攻擊癌細胞，但同時也會傷害到正常的細胞。此時若**免疫力下降，細胞受損的情況會超過治療的效果**。因此進行癌症治療時，必須邊顧及患者的體力和免疫力，邊消滅癌細胞。

免疫力是癌症治療的關鍵，其力量的強弱深受食物的影響。例如，攝取過多的動物性脂肪會使巨噬細胞平白被消耗，降低了免疫力。

當然，有些食品吃了可以提高免疫力。只**要多攝取蔬菜水果就能提升免疫力，其他像是糙米、薯類、蕈菇類、海藻等也可提高免疫力。**

關於食品防癌作用的研究目前仍在進行中，現在已知**攝取乳酸菌（優格），可活化NK細胞**。此外，**蕈菇類的β葡聚醣可增強淋巴球、提高免疫力，海藻類的褐藻糖膠可提高介白素的產生、提升免疫力**。

積極攝取上述這些食物，是幫助你擺脫癌症體質的第一步。

免疫細胞的功能

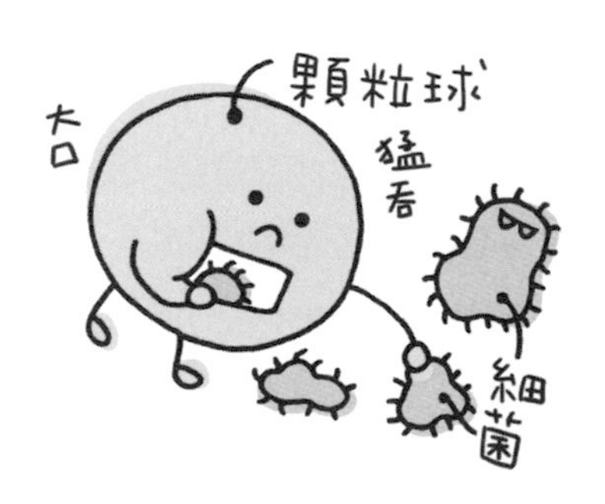

●吞食並殺死細菌的顆粒球

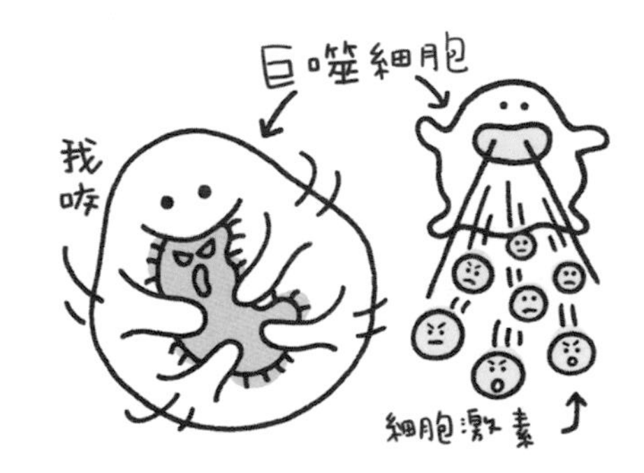

●消滅異物，向顆粒球與淋巴球傳達情報的巨噬細胞

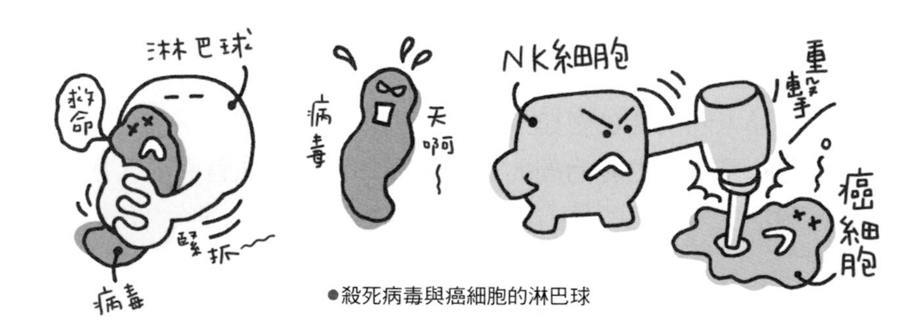

●殺死病毒與癌細胞的淋巴球

注意每日飲水的安全

自來水並不安全，為了健康著想請使用淨水器

人體的60～70％為水分，體內的水分共有3大功能：

❶將養分等運送至細胞

❷將老廢物質排出體外

❸調節體溫

我們每天平均會排出2.5ℓ的水分（汗800mℓ、尿液1200mℓ、糞便150mℓ、吐出的氣350mℓ）。為避免發生水分不足的情況，必須補充等量的水。

安全的飲水與防癌有所關聯。

為了去除自來水中的污垢及雜菌會加入氯。氯的添加程度根據水源與淨水場的狀態而異，但所有自來水都會殘留氯，這稱為殘氯。

殘氯是製造致癌性物質三鹵甲烷（trihalomethanes）的來源。經由星藥科大學的研究證實，自來水中的氯會破壞蔬果中的維生素。而且，使用殘氯量多的自來水淋浴或泡澡，也被認為是導致皮膚變粗糙的原因。

此外，雖然目前已被禁止，但有些老舊的自來水管內仍有使用鉛。鉛進入體內若累積過量，對大腦和腎臟會帶來不好的影響。

基於以上的考量，直接飲用自來水對身體並非是件好事。

近來市面上已推出各種類型的淨水器，建議各位不妨使用看看。為了健康與預防疾病，喝進體內的水還是選擇安全的比較好。

體力衰退時天然水是最理想的飲水

身體健康的人或許不需要太過斤斤計較，但癌症及手術後的患者最好是飲用天然水或淨水器處理過的水。

天然水指的是湧泉或井水。目前在日本不太容易取得這樣的水源，

雖然價格有點高，但推薦各位可購買瓶裝水來飲用。瓶裝水的種類有以下4種。

- **天然水（natural water）**

自特定水源取得的地下水，進行過濾、加熱殺菌的處理。

- **天然礦泉水**

自特定地下水源取得，加入地層的無機鹽類，未經加熱殺菌處理。

- **礦泉水**

混合多種的天然水後，進行過濾及加熱殺菌。

- **瓶裝水（bottled water）**

使用地下水之外的水源，進行殺菌處理。

正在接受癌症治療的人，或者是體內抗氧化功能下降的高齡者，特別建議飲用未經加熱處理過的天然礦泉水。

淨水器的主要種類

水龍頭式淨水器

- 安裝在水龍頭前端最簡單的淨水器。雖然價格便宜，但最好經常更換濾心。

桌上型淨水器

- 主要分為兩種：水自水龍頭送往淨水器，淨水器再送出淨水或再流回水龍頭後送出淨水。必須將淨水器放在水槽上方。

內裝型淨水器

- 裝設在水槽下方，是新建屋常見的基本配備。水的出口與水龍頭分開為主流。最近已有可直接從水龍頭切換的裝置。

水管直接型

- 直接連結自來水管。除了飲用水，就連浴室用水也會一併淨化。

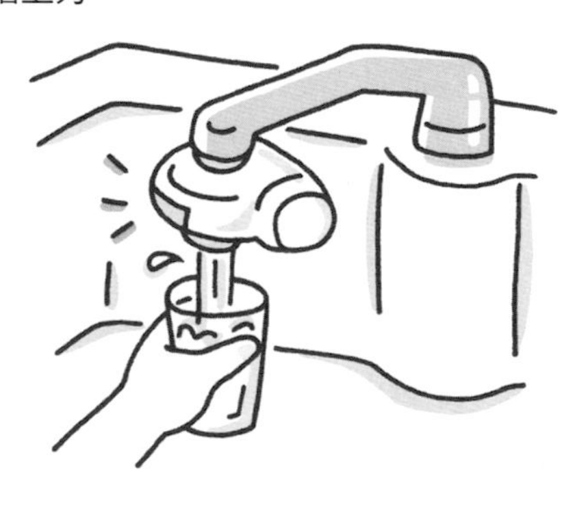

每日的蔬果汁是改善體質的關鍵

透過食療治療癌症

一般的食療會限制攝取的熱量，例如蛋白質必須控制在幾g等，以數字詳加規定。但，濟陽式食療不同於那些現代營養學的食療。

捨棄以數字或營養素來評估營養，將目標設定為**限制動物性蛋白質與脂質、鹽分的攝取，大量食用蔬菜水果**，使體內代謝恢復正常。

對患者說明改善飲食生活的基本方針，讓患者在範圍內自行調整並持續實行的食療方式。

不必花時間逐一計算卡路里或食材的量，但一定要遵守鹽分及動物性脂質、蛋白質等的限制。

此外，透過蔬果汁或沙拉大量攝取蔬果也是必要的事。

許多癌症患者過去一直都是少菜多肉的人，故對大部分的人來說，進行食療是**飲食生活的大轉變**。

雖然就是因為錯誤的飲食生活才導致癌症的發生，但有些人仍無法忍受這樣的大轉變。甚至有人會覺得「如果不能吃自己喜歡的東西，活著還有什麼意義」。

食療無須持續一輩子，但至少要進行100天

的確，完全不能吃喜歡的東西是件很痛苦的事。但，飲食的限制並非要持續一輩子，而是在限定的期間內觀察情況，**半年至1年，最少100天**。若情況出現好轉便可慢慢減少限制。根據狀態的不同有時也可吃肉。只要將嚴格的飲食限制想成是期間限定的活動，就能以積極的心態去面對了。

實際上，若持續半年至1年以上的時間，體質就能獲得相當程度的改善。且因癌症的情況也有所改善，故可邊視情況邊逐漸減少飲食的限制。雖然無法完全恢復到與癌症發病前相同的飲食，但至少能找回**「吃**

的樂趣」。

當體質獲得改善後，你會發現自己的口味喜好也出現了變化，例如原本喜愛的油膩食物變得不再那麼想吃，一向排斥的蔬菜嚐起來卻很美味。這些可說是體內代謝變得順暢，使身體恢復正常狀態的結果。

經由半年至1年的食療改善體質並慢慢減少飲食限制後，還是建議各位持續飲用新鮮蔬果製成的蔬果汁比較安心。

為預防復發及維持健康，最好養成**每天喝蔬果汁**的習慣。

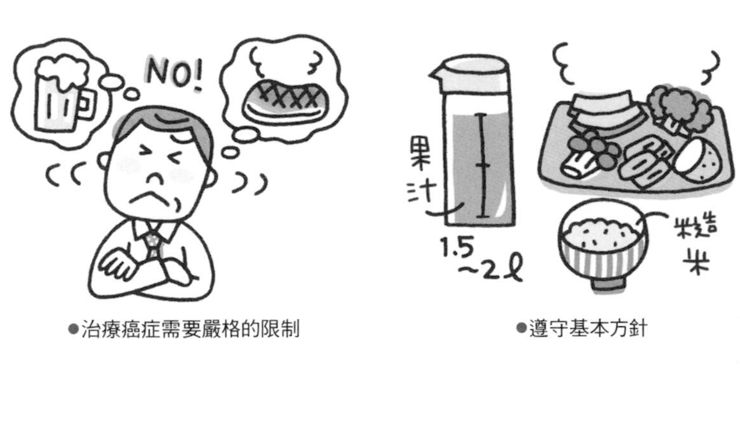
NO!
果汁
1.5
~2ℓ
糙米

●治療癌症需要嚴格的限制

●遵守基本方針

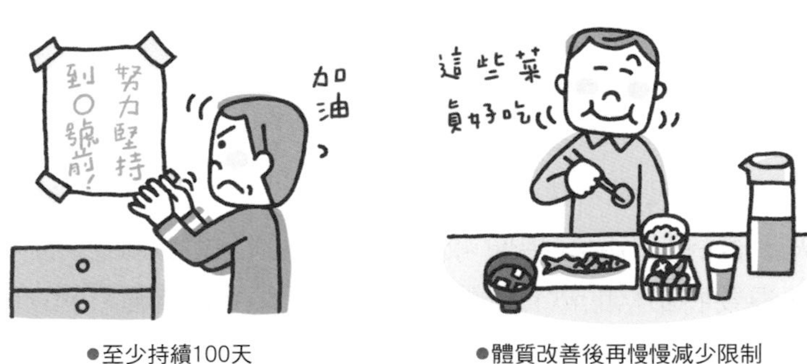
努力堅持
到〇號前!
加油
這些菜
真好吃

●至少持續100天

●體質改善後再慢慢減少限制

濟陽式食療的基礎是「繩文飲食」

繩文飲食為濟陽式食療的根源

當初濟陽醫師在構思食療方法時，參考了癌症食療之外的飲食方式。即日本遠古時代的**繩文飲食**（約西元前1萬年～西元前300年）。

鹿兒島大學醫學系的丸山征郎教授指出，日本人在外表上雖然不斷改變，但身體的構造與體內的代謝功能在這數千年內幾乎沒有變化。換言之，現代的日本人等於是「穿著西裝的繩文人」。

就DNA的層面上來看，從數千年前到現在，相同的DNA情報也延續至今。因此，說到符合DNA的飲食方式，或許可以考慮沿用繩文人的飲食。

不過，其實也沒必要恢復到數千年前繩文時代的飲食。畢竟日本人的飲食也只是在這數十年內出現了激烈的變化，只要稍微改善這樣的變化就可以了。

唯有適合身體的飲食才是健康的來源

在繩文時代的垃圾場貝塚裡，埋著堆積如山的貝殼。除了貝類之外，當時的人也常吃鮭魚等魚貝類、穀類、蔬菜、杏桃和蘋果、柑橘類等食物。由此可知，繩文人的飲食是以魚貝類、海藻、穀類、蔬菜，以及水果為主。

濟陽式食療中主張注意別攝取過量的動物性脂肪，少吃肉類多吃魚貝類，將主食換成含有可幫助碳水化合物代謝的胚芽成分（維生素B1）之糙米，並盡可能多攝取含胡蘿蔔素、維生素C、植化素等抗氧化物質的蔬菜水果。此外，還要盡量抑制阻礙檸檬酸循環的食鹽攝取量。這種飲食不但能防癌也可預防生活習慣病。

濟陽式食療並非特殊的飲食方式，無論是誰，只要有意願嘗試就能馬上實行。為了改善癌症體質、找回健康，請試著從今天開始進行濟陽式食療吧。

最近由於預防疾病的觀念，使社會大眾重新認識食物對維持健康的重要性。不過，愈來愈多人選擇以便宜的熟食或速食果腹也已是當下的現況。

以前的人缺乏食物，常因營養不足而生病，但現代的人卻是維生素與礦物質等必要的營養不足，經常大量攝取動物性食品、鹽分、食品添加物的加工食品等對身體有害的東西。

究竟該吃什麼才對呢？近來常聽到，唯有當地自古以來就很熟悉的飲食才是適合自己的健康飲食。此外，比起溫室栽培的食物，直接種植在土地上的更有益身體。

所以說，追求健康的飲食生活就該回歸到**「維持舊有的飲食方式＝繩文飲食」**。

濟陽式食療的根源「繩文飲食」

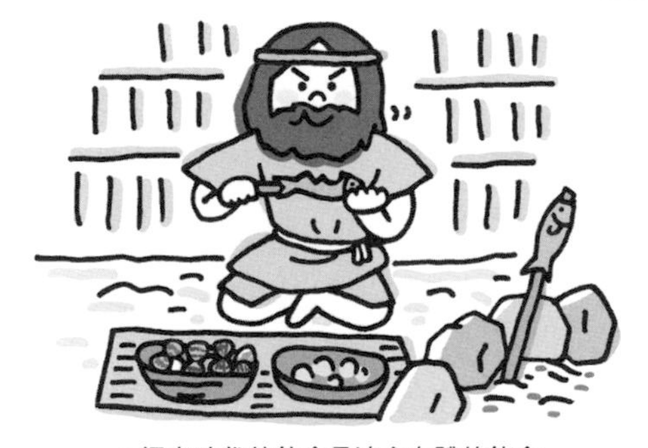

●繩文時代的飲食是適合身體的飲食

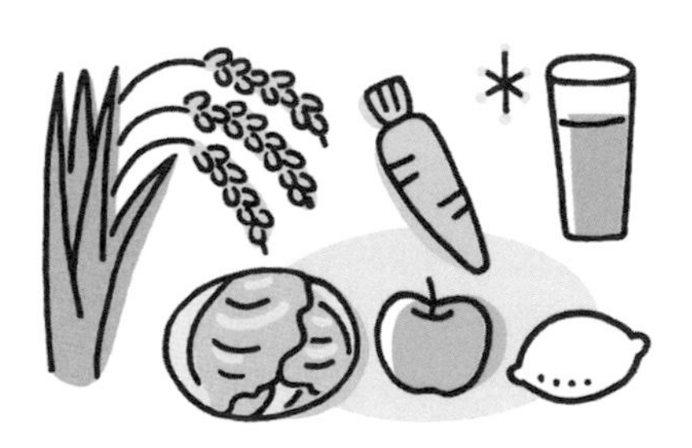

●基本上以糙米為主食搭配大量的蔬果

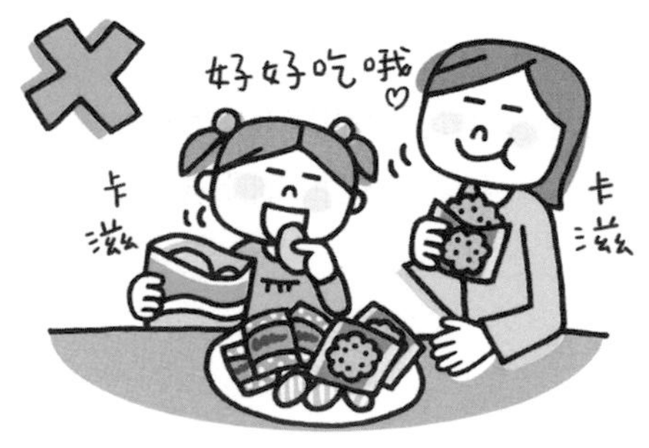

●老是吃加工食品只會提高罹癌風險

關於禁酒與禁菸

適度的飲酒對身體是良藥，過量就變成毒害

「**酒為百藥之長**」這句話就是在說，健康的人如果適量小酌，不但有益健康還能為生活帶來樂趣。話雖如此，酒精仍具有致癌性，因此切記別喝太多。

1988年世界衛生組織WHO的國際癌症研究委員會提出這樣的結論：**口腔內、咽喉頭、食道、肝臟可能因為飲酒而發生癌症，「酒精具有致癌性」**。也許是因為酒精會直接對黏膜產生作用、引發障礙，故被質疑有引發癌症的可能性。

此外，攝取過量的酒精會**對肝臟造成負擔**。酒精在肝臟內經酒精脫水酵素的作用分解為具毒性的**乙醛**及醋酸，再進一步分解為水和二氧化碳後排出體外。

乙醛是導致宿醉的原因物質，同時也被認為與致癌有關。所以，**因酗酒搞壞肝臟的人**經常容易罹患**肝炎或肝癌**。即使不會酗酒的人也要留意，特別是**剛開始酒量不好，然後變得愈喝愈多的人，罹患喉嚨與食道癌的風險比別人高出數10倍**。

有所節制才能享受飲酒樂趣並顧及健康。

百害而無一利，為了健康請趕緊戒菸

香菸比酒精更加危險。香菸的菸包含了**4000種以上的化學物質**，當中**至少有200種以上是有害物質**。這些有害物質中包括**焦油及尼古丁**，這兩種成分目前已被證實與致癌有著密切的關係。

一般說到因吸菸而起的癌症，通常都會想到**肺癌**，但除了肺癌之外，喉癌的發生率也很高，**口腔癌**的風險更是等同於肺癌。其他像是食道癌、肝癌、胃癌、胰臟癌等大部分的癌症風險也會相對提高。

雖然有吸菸習慣者的比例正逐漸減少，但40～69歲的男性中每3

人仍有1人有吸菸的習慣。女性中也有10%左右的人有吸菸的習慣（請見下表）。為了健康著想，今天起請開始戒菸吧！

有吸菸習慣者的比例

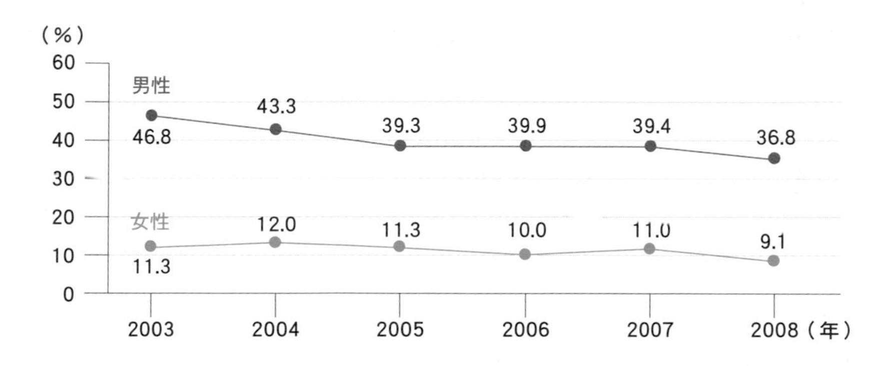

●本表是根據日本「2008年國民健康・營養調查結果」製成

每天吸菸超過21根者的比例

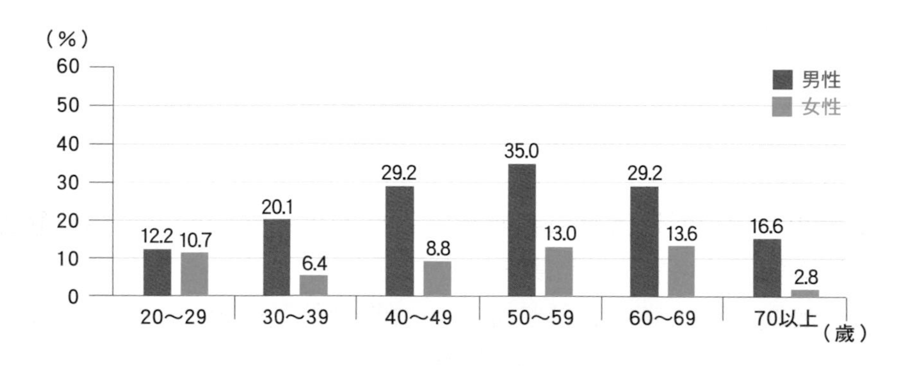

●本表是根據日本「2008年國民健康・營養調查結果」製成

四肢行走動物為何對身體有害

濟陽式食療主張限制四肢行走動物的攝取。這是為了避免攝取過多導致癌症主因的動物性蛋白質與脂質。不過，要是完全不攝取製造細胞來源的蛋白質也會造成問題。在此推薦各位食用雞胸柳或雞胸肉、白肉魚。而青皮魚、蝦、花枝、章魚等甲殼類則要注意份量，少量食用並無大礙。

飽和脂肪酸及不飽和脂肪酸皆為低脂質的食物最為理想。牛和豬肉因為含量過多故被列為禁食肉類。脂質中的飽和脂肪酸如果太多，在體內會被氧化成為過氧化脂質，導致動脈硬化，最後甚至引發癌症。基於上述的理由，各位應該能了解為什麼動物性食品中，必須特別限制四肢行走動物的攝取。

主要的動物食品中所含的脂質種類

名稱	飽和脂肪酸	單元不飽和脂肪酸	多元不飽和脂肪酸
和牛沙朗（含肥油部分）	16.29g	25.05g	1.12g
和牛菲力（瘦肉）	5.79g	6.90g	0.49g
豬裡脊（含肥油部分）	8.97g	9.86g	2.25g
豬腿肉（瘦肉）	1.74g	2.22g	0.48g
雞腿肉（連皮）	4.30g	6.61g	1.82g
雞胸肉（無皮）	0.40g	0.62g	0.42g
雞胸柳	0.17g	0.20g	0.13g
沙丁魚	3.84g	2.80g	3.81g
竹筴魚	0.86g	0.81g	0.95g
鯛魚	1.47g	1.59g	1.38g
鱈魚	0.03g	0.03g	0.07g
甜蝦	0.03g	0.05g	0.06g

●本表是根據「五訂增補日本食品成分表」製成

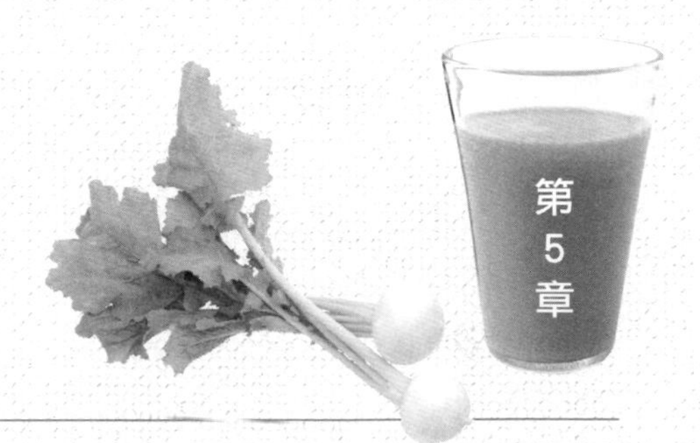

謹慎思考食品的安心・安全

農藥的風險

讓收成更有效率，卻會對人體造成不良的影響

一般我們購買的蔬果一定會使用到**農藥**。農藥具有殺蟲、殺菌、預防作物的疾病、除草等作用，對從事農作物生產的人來說可大幅減輕負擔，大大提升品質及生產率。

不過，再怎麼說農藥是用來殺死害蟲、雜草等生物與植物的東西。雖然人類和昆蟲、植物並非相同的生命體，但同樣都是生物，因此無法斷言農藥完全不會對人體造成影響。

據說有些農家除了出貨用的作物，還會另外栽種使用較少農藥的作物供自己食用。農藥固然方便，但關於使用農藥的風險我們還是要有所了解。

農藥殘留的隱憂及如何減少殘留的農藥

在日本使用的農藥需符合一定的基準，安全性受到確認。但百密總有一疏，有些農藥過了許久才被發現具有風險而被禁用。目前已有不少農藥被「日本毒物及劇物取締法」認定為特定毒物、毒物及劇物而遭到禁用。

在具毒性的農藥中，有些被認為有**致癌性或致畸形性**（對新生胎兒的影響），有些則是大量攝取會導致死亡或引發中毒症狀。如果少量使用或許不會引起那麼激烈的症狀，但也有人提出質疑，認為農藥可能是造成過敏症狀或化學物質過敏症的原因。

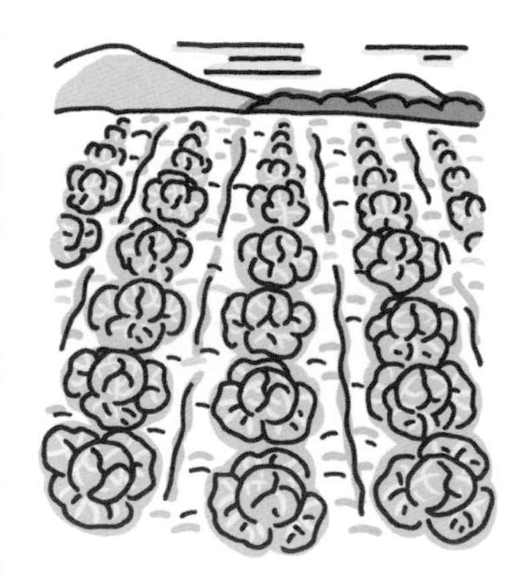

根據日本國民生活中心的調查，**一般市售的蔬果中，約殘留30～40%的農**

藥。農民使用農藥的量及次數是遵照政府的指導，基本上都在一定的基準以下，但若能盡量不讓農藥進入體內還是比較令人放心。殘留的農藥只要仔細用水沖洗還是可以清除。不過，如果切成小塊後再清洗會使維生素變得容易流失，故建議各位清洗蔬果時最好連皮或盡量不要切。

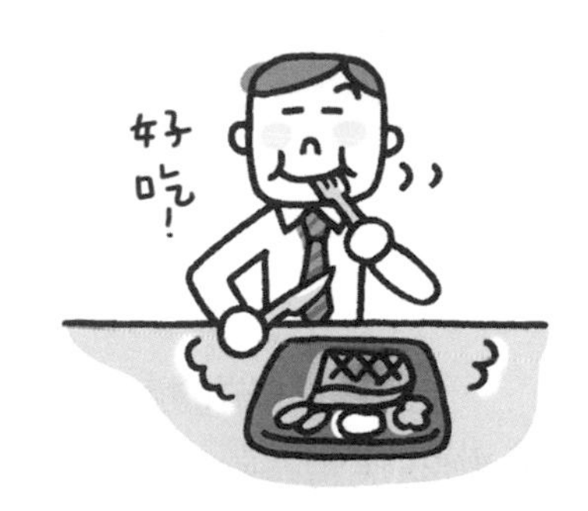

近年來，消費者對食品安全的意識逐漸高漲，市面上出現愈來愈多不使用農藥，或是化學肥料栽培的有機蔬菜。2年以上（多年生植物則是3年以上）在未使用農藥或化學肥料的土地上種植的農產物，便可獲得日本的有機標章JAS（台灣為CAS）。畜產物則需符合以有機農產物為飼料、在野外放養、不使用抗生素等物質進行飼養的條件。這些可當作選購食品時的安全判斷依據。

在國內生產的產品必須符合某種程度的基準，但進口的農產品卻令人擔憂。在日本，有些被允許進口的國家，其使用的基準比日本國內寬鬆，有時透過檢驗才會發現，竟含有日本禁用的農藥。此外，自海外進口的黃豆、玉米、檸檬、柳橙、麵粉、馬鈴薯、櫻桃等食材，需經過長期間的儲藏運送，故收成後有時會使用防霉劑（postharvest）。當中又以**香蕉**及**柑橘類**，使用了具致癌性或致畸形性的**鄰苯基苯酚（Ortho-Phenylphenol；OPP）**、**松腐絕精（ Thiabendazole；TBZ）**，因此食用前請仔細洗淨比較安全。

一想到農藥帶來的風險，還是國產的有機蔬菜最理想。雖然價位上比普通的蔬菜稍微偏高，但購買時，不妨配合自身的生活形態與健康狀態考慮看看。

食品添加物的風險

雖具有必要性，卻包含有害的成分

生產加工食品時為了製造或保存使用的調味料、防腐劑、著色料等稱為**食品添加物**。

基本上食品添加物的安全性會透過動物實驗進行確認。但有些天然素材的添加物，其安全性未經確認，被指定的成分中，有些更具有**致癌性、致畸形性**（對新生胎兒的影響）等風險，著實令人擔憂。不過，在現今這個社會只攝取不含食品添加物的食品恐怕不易。

了解哪種食品添加物有危險後，購買產品時謹慎挑選

食品添加物分為危險性強與弱的種類。我們必須先了解什麼是食品添加物，以及哪種是特別具有危險性的成分。

在此將危險度以數字1～4分類為：**「1＝沒問題」、「2＝安全性尚不明確」、「3＝如果可以，盡量避免」、「4＝盡可能避免」**。

危險度4盡可能避免的成分有：著色料的焦油色素、防腐劑的山梨酸（sorbic acid）、發色劑的亞硝酸鈉等。**危險度3**如果可以盡量避免的則有：酵母食品的磷酸三鈣、碳酸銨（ammonium carbonate）、調味料的L-谷氨酸鈉（即味精）等。而**危險度2**安全性尚不明確的有：甘味料的代糖阿斯巴甜（aspartame）、著色料的洋紅（cochineal）、增黏劑的鹿角菜膠（carrageenan）等。以此為參考，盡可能不去攝取高危險度的成分。

如後頁所述，食品有標示原材料名、原產國等資料的義務。只要看了標示的原材料名就能知道使用了怎樣的食品添加物。因此最好養成檢查的習慣。

主要的食品添加物及其危險性

種類	添加物	危險度
甘味料	木糖醇（xylitol）、代糖阿斯巴甜、甜菊（stevia）、甘草	危險度2
	山梨醇（sorbitol）	危險度1
著色料	焦油色素	危險度4
	梔子色素、食用黃色素、洋紅	危險度2
防腐劑	山梨酸、安息香酸鈉	危險度4
	魚子蛋白萃取物、聚賴氨酸（polylysine）	危險度2
增黏劑．安定劑．膠化劑．糊料	果膠、羧甲基纖維素（carboxymethyl cellulose）、褐藻酸鈉、鹿角菜膠	危險度2
氧化防止劑	異抗壞血酸鈉（sodium erythorbate）	危險度4
	維生素E、維生素C	危險度1
發色劑	亞硝酸鈉、硝酸鈉	危險度4
漂白劑	亞硝酸鈉、次亞硝酸鈉	危險度4
防黴劑	鄰苯基苯酚、雙酚酸（diphenolic）	危險度4
酵母食品	溴酸鉀（potassium bromate）	危險度4
	磷酸三鈣、碳酸銨	危險度3
酸味料	檸檬酸、乳酸	危險度1
調味料	5′-鳥苷酸二鈉（disodium 5′-guanylate）	危險度4
	L-谷氨酸鈉、5′-肌苷酸二鈉（disodium 5′-inosinate）	危險度3
	味精	危險度1
乳化劑	脂肪酸甘油酯（glycerin fatty acid ester）、植物卵磷脂	危險度1
Ph調整劑	DL-蘋果酸、乳酸鈉	危險度1
鹼水	聚賴氨酸鈉	危險度4
	（無水）碳酸鉀	危險度1
營養強化劑	維生素A、乳酸鈣	危險度1
其他	氫氧化鈉、活性碳、液化消化酵素	危險度1

●食品添加物所使用的是微量，安全上並無太大疑慮。
本表是根據「第6版食品添加物公定書解說書」等製成

檢視食品標示

消費者的意識高漲，使食品標示趨於詳細化

在日本，適合一般消費者的食品基於JAS法或食品衛生法等法規，有標示特定項目的義務。必須標示的內容依品目種類多少會有所差異，但農產物、畜產物及水產物等生鮮食品，若未個別包裝，只需標示產地和價格。反之就得再標示販售業者的姓名、保存期限及消費期限等。而加工食品則需標示食品名、原材料名（所有原材料依比例由多到少標示）、內容量、消費期限或保存期限、保存方法、製造者或加工者的姓名及所在地等。

由於加工食品使用了**食品添加物**，請避免攝取過量。正在接受癌症治療的人最好別吃。有些人會選購方便的裁切蔬菜，但裁切蔬菜在處理過程中，為延長保存期限會添加食品添加物，也是一種加工食品。而且加工過程中因為接觸到水，所含的維生素也已流失，所以建議各位還是少用。**蔬菜還是購買新鮮的最好**。

選購時最好要留意的標示或標章

關於選購農產物可參考有機標章的有無。而水產物、畜產物會標示出產地名稱。近年來在日本及台灣各地，會將當地的特產品視為一種品牌，仔細檢查品質並提供資訊，讓消費者得以隨時確認。

而加工食品則必須標示出所有材料。因此，除了原材料，也會看到食品添加物。

加工食品的品質標示

名稱	餅乾
原料名稱	麵粉、杏仁、三溫糖、乳瑪琳、奶油、有精蛋（受精的雞蛋）、起酥油、鹽、小蘇打
內容量	1片（20g）
保存期限	2010.02.10
製造／販售廠商	○○○○股份有限公司 ○○縣○○市○○○○

※避免陽光直射、高溫多濕的環境，在風味未改變前請趁早食用完畢。

食品添加物僅小蘇打

關於保存方法的注意事項

名稱：餅乾

原料名稱：麵粉、植物油、起司粉、乳糖、奶油奶粉、砂糖、乳製品、果糖液糖、食鹽、膨脹劑、乳化劑（黃豆原料）

內容量：10片

保存期限：標示於盒底。

製造／販售廠商：○○○○股份有限公司

○○縣○○市○○○○

※避免陽光直射、高溫多濕的環境，在風味未改變前請趁早食用完畢。

這些是食品添加物

有時保存期限會標示在外包裝其他部分

結語

「快食（＝胃口好）」、「快眠（＝睡得好）」、「快便（＝排便順暢）」是自古以來的健康秘訣。舒適的睡眠與順暢的排便固然重要，但說到健康的基礎還是在於「食」。各種疾病可藉由飲食生活的改善而獲得好轉，從事醫療工作的我也曾見識到一向被視為難以治療的進行癌或復發癌患者的病情因飲食而好轉。

多年來的經驗讓身為外科醫師的我了解到，光靠手術和抗癌藥並無法使癌症痊癒，進而開始注意到「癌症的食療」。

此外，近年來根據世界各國在各方面的研究成果也證實，癌症是一種生活習慣病，也就是慢性的代謝障礙而引發的疾病。總之，若不改善體內的代謝異常就無法使癌症痊癒。即使透過手術或放射線治療消除一部分的癌細胞，只要體內的代謝異常未獲改善，同樣的情況（癌症復發）就會重複發生。

關於癌症的治療，經由飲食（營養）的改善讓體內的代謝異常正常化、提升免疫力，可說是必要條件。

2005年夏天我曾到美國西雅圖的華盛頓大學醫學系書店購買了《A CANCER BETTLE PLAN》（David J.Frähm）這本書，內容大致上是敘述35歲的乳癌患者（作者的妻子）身上的癌細胞已轉移至其他部位，包含骨骼。她除了持續接受手術、抗癌藥的治療，同時也進行著「果汁療法（每天喝200mL的果汁，共15次）」，約半年多的時間癌症便獲得痊癒。這讓我想到，癌症食療的起源、擁有百年歷史的「葛森療法」以及歷時50年，致力於食療普及的「甲田療法」，皆是以果汁為中心的療法。葛森療法主張每天飲用12次的現榨胡蘿蔔汁，甲田療法則是每天喝4次的生鮮蔬菜青汁或現榨果汁。因此若說新鮮蔬果汁是癌症食療的基礎，一點也不為過。

相信各位看過世界癌症研究基金會的「營養與癌症的關聯性」後，就能了解蔬菜水果對於降低罹癌風險有多棒的效果。

在我看診的病患中，有人實行了飲用大量現榨蔬果汁的濟陽式食療而痊癒。無論是乳癌、肝癌、前列腺癌或其他癌症的患者，都實際體驗到飲用大量蔬果汁所帶來的治療效果。當中不乏被其他醫療機關宣告「只剩幾個月生命」的患者，最後也因蔬果汁而獲得痊癒。

即便是復發癌、進行癌，仍有很大的生存希望。請別輕易放棄，今天起試著進行濟陽式食療吧。

想改善癌症，除了要限制鹽分與動物性食品（四肢行走動物）的攝取，每天早上必喝使用大量蔬果製成的現榨蔬果汁。為獲得絕佳的治療效果，請持續進行半年以上的嚴格食療。

最後，衷心期盼本書能對每位癌症患者有所幫助，讓病情得以治癒、改善。

濟陽高穗

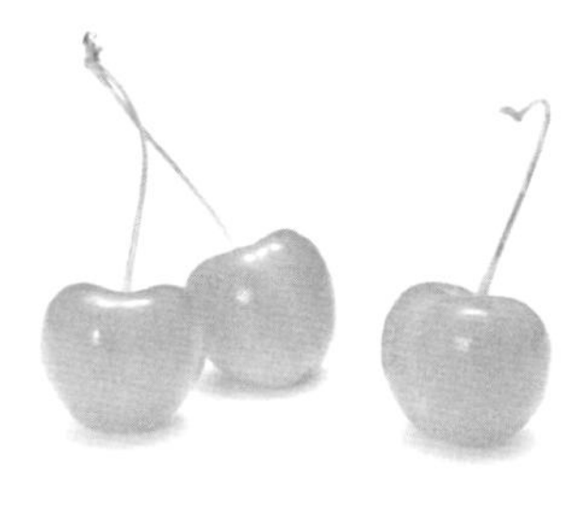

看牙齒就知道身體哪裡有問題？腸胃道是關係免疫系統的「第二腦」？
過敏難治，其實是自律神經失調？
只要跟著陳博士從「嘴巴」做起，這樣養生，自然就對了！

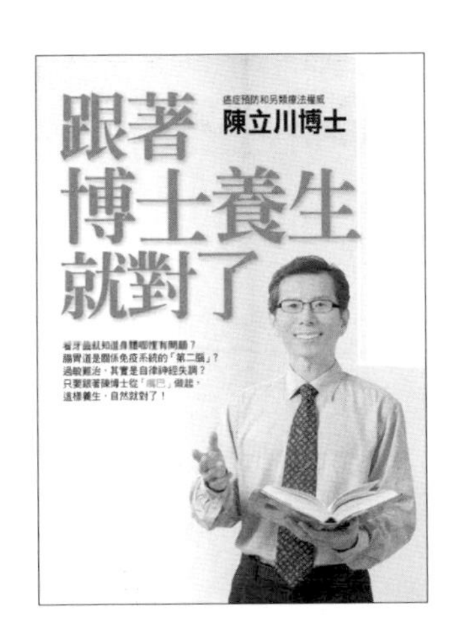

跟著博士養生就對了

陳立川博士◎著

專精於癌症預防與另類療法的陳立川博士，曾在美國國家健康研究院癌症中心從事研究多年，他發現牙齒其實和人體的經脈、臟器息息相關，而每一口食物、每一次咀嚼，都會影響身體機能的運作。陳博士在美國曾看過高達幾千人的嘴巴，在台灣也看了不下數百人的牙齒，到目前為止，他從「齒相」來判斷一個人的健康狀況，還沒有一次看走眼的！他也據此提出了「身體健康一半靠嘴巴」的全新觀念，教我們從牙齒的整治做起，進而改變飲食的內容與習慣，從此擺脫癌症的威脅和各種慢性病的痛苦！

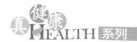

你的身體其實是一座製毒工廠！
即使吃得健康、無病無痛，人體也會自行製造毒素，
所以，「排毒」就成了永保健康美麗最重要的一步！

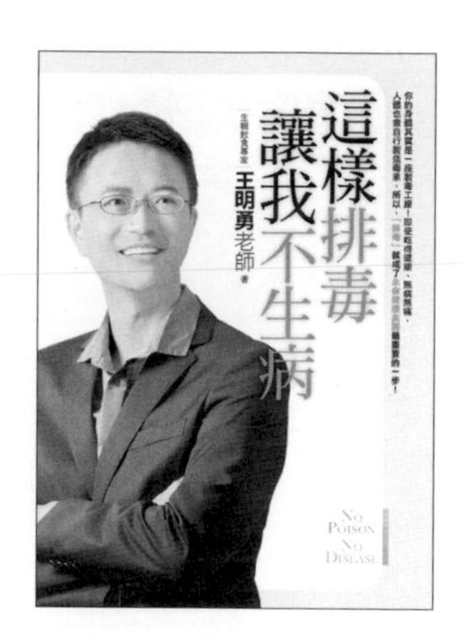

這樣排毒，讓我不生病

王明勇老師◎著

想讓身體永保健康，第一步就是不要繼續吃有毒的食物；第二步，則是要把毒素排出來！食療專家王明勇老師在本書中便要教大家超簡單的咖啡灌腸法、安全性高的半斷食法，以及各種溫熱、精油、音樂、顏色療法，讓你能夠快速而有效地排除累積體內多年的毒素，進而避免各種慢性病的發生，甚至對預防癌症也有效！此外，王老師還精心調配了對應呼吸、免疫、內分泌、新陳代謝等八大系統症狀的16道排毒食譜，讓大家都能把自己的身體徹底清乾淨，輕鬆擁有健康人生的黃金入場券！

原來口罩要這樣用才有效！
抗流感、抗病毒、加強免疫力，最簡單、最安全又劃時代的方法！

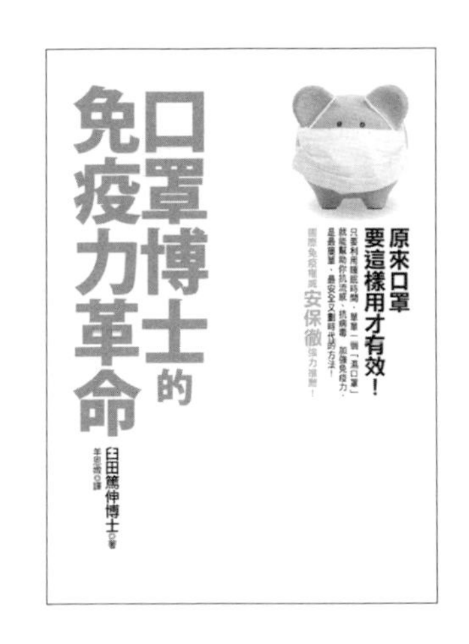

口罩博士的免疫力革命

臼田篤伸博士◎著

提高免疫力是身體健康的不二法則，臼田博士專研感冒多年，他發現睡眠中喉嚨會自然變得乾燥，而此時最容易被病毒入侵。因此只要將紗布口罩稍微噴濕，戴著睡覺，就能讓喉嚨在夜間持續保持濕潤，形成保護身體的金鐘罩！

這個超簡單又有效的「濕口罩健康法」是臼田博士累積了二十五年的理論和實踐所獨創的，不但能提升免疫力，還能刺激活化自律神經，在日本已有很多人因此改善了氣喘、頭痛、花粉症、異位性皮膚炎、青春痘等多種難纏的問題，甚至對美容也有效，實在是太神奇了！

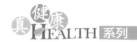

不必靠意志力，
只要精選「正能量」的好食物，
你也可以一星期瘦3公斤！

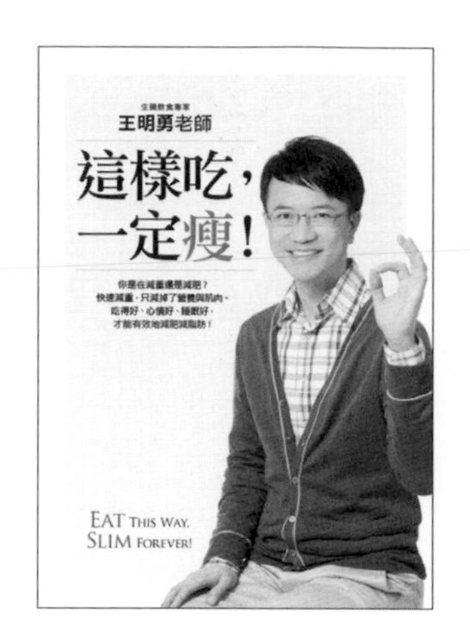

這樣吃，一定瘦！

王明勇老師◎著

如果你一直都是照這樣的想法在減肥，那就難怪你永遠在減肥與復胖中惡性循環！最好的瘦身方法絕對要從正確的飲食習慣下手！否則再怎麼努力，都只是短暫的「減重」而非「減肥」，沒有肌肉和能量的「虛瘦」只會把身體搞壞！生機飲食專家王明勇老師在本書中將詳細分析爲什麼瘦不了的原因，以及減肥四大黃金守則，並提供十道越吃越瘦的享瘦餐，讓你從此不需要痛苦節食，也能一路瘦下去！

每個人的心臟都可能有毛病！
從「心」開始，才是養生最關鍵的第一步！

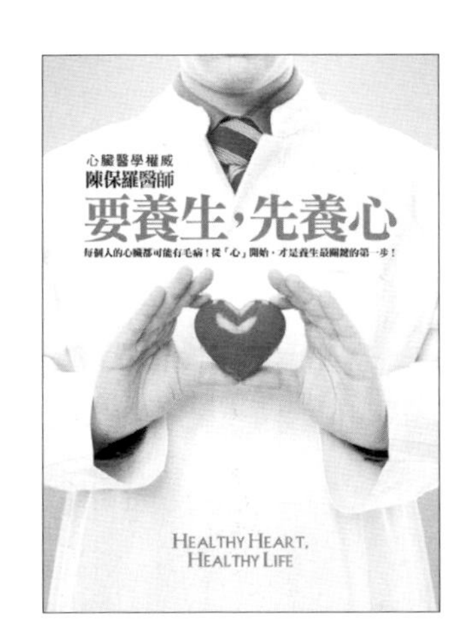

要養生，先養心

陳保羅醫師◎著

心臟就等於是身體的引擎，要讓身體每個部位都健康、正常地運作，養生當然要先養「心」！但養心不能光靠吃保健食品，像是紅麴膠囊降低膽固醇的效果只有10%，價格卻可能比健保給付的藥物還貴！所以與其花大錢買保健食品，不如回歸自然的飲食，例如你可以多吃新鮮的魚代替魚油；每天喝一杯紅酒，比老了之後才吃銀杏，更能降低中風的機率……打開本書，陳保羅醫師將告訴你更多既正確又輕鬆的養生之道，並學會從小毛病中檢視你的心臟狀況，從此享受無憂無慮的「心」生活！

國家圖書館出版品預行編目資料

天天蔬果汁，癌症不上身 / 濟陽高穗 監修.
連雪雅 譯.
--初版.--臺北市：平安文化. 2010.12
面；公分（平安叢書；第0359種）
（真健康；9）
ISBN 978-957-803-789-2（平裝）

1.食療 2.果菜汁

418.915 99022523

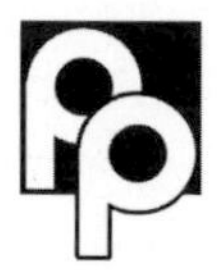

平安叢書第0359種

真健康 09

天天蔬果汁，癌症不上身

今あるがんに勝つジュース

IMA ARU GAN NI KATSU JUICE Supervised by Takaho Watayou

監　修—濟陽高穗
譯　者—連雪雅
發 行 人—平雲
出版發行—平安文化有限公司
台北市敦化北路120巷50號
電話◎02-27168888
郵撥帳號◎18420815號
皇冠出版社(香港)有限公司
香港上環文咸東街50號寶恒商業中心
23樓2301-3室
電話◎2529-1778　傳真◎2527-0904
印　務—林佳燕
校　對—鮑秀珍・洪正鳳・陳妤
著作完成日期—2010年
初版一刷日期—2010年12月
初版八刷日期—2018年07月
法律顧問—王惠光律師

讀者服務傳真專線◎02-27150507
電腦編號◎524009
ISBN◎978-957-803-789-2
Printed in Taiwan
本書定價◎新台幣320元/港幣107元

•【真健康】官網：www.crown.com.tw/book/health
•皇冠讀樂網：www.crown.com.tw
•皇冠Facebook：www.facebook.com/crownbook
•皇冠 Instagram：www.instagram.com/crownbook1954
•小王子的編輯夢：crownbook.pixnet.net/blog

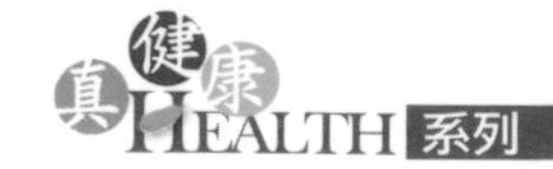

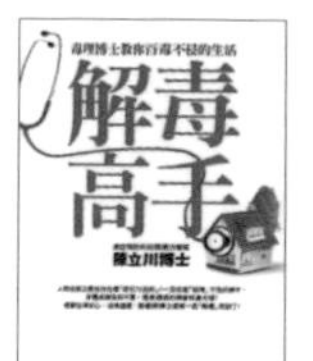

許多莫名病痛找不出原因也治不好？
小心，你可能住到「有毒的房子」了！

解毒高手
毒理博士教你百毒不侵的生活

陳立川博士◎著

住家環境中約隱藏了一千五百種有害物質，生活中無論食衣住行都可能會「染毒」，長期接觸下來，嚴重的話甚至會致癌！但陳立川博士認為，只要多花一點時間檢測自己居住的環境，善用各種方法「驅毒避凶」，就能輕鬆地為自己和家人打造更安心健康的生活！

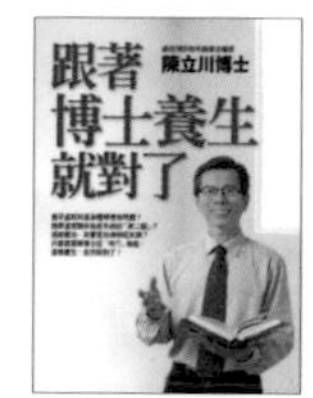

養生的關鍵，從「嘴巴」開始？

跟著博士養生就對了

陳立川博士◎著

陳立川博士曾在美國國家健康研究院癌症中心從事研究多年，他發現牙齒其實和人體的經脈、臟器息息相關，每一口食物、每一次咀嚼，都會影響身體機能的運作。陳博士據此提出「身體健康一半靠嘴巴」的全新觀念，教我們從牙齒的整治做起，進而改變飲食的內容與習慣，從此擺脫癌症的威脅和各種慢性病的痛苦！

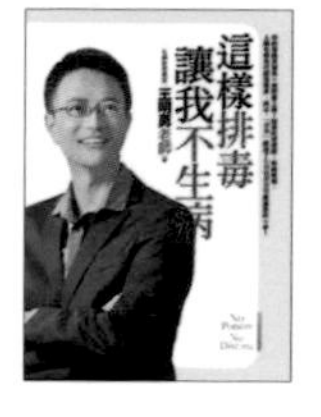

讓排毒變成一種生活習慣，過敏、肥胖、便秘……統統不再困擾你！

這樣排毒讓我不生病

王明勇老師◎著

不要以為沒病沒痛就代表自己健康無虞，事實上，就算一日三餐都吃有機食物，我們的身體照樣會自行製造出毒素，再加上環境污染以及不正常的生活習慣，每個人在不知不覺中都可能早已「中毒」，埋下各種慢性病的危險！想讓身體永保健康，第一是不要繼續吃有毒的食物；第二則是把毒素排出來！

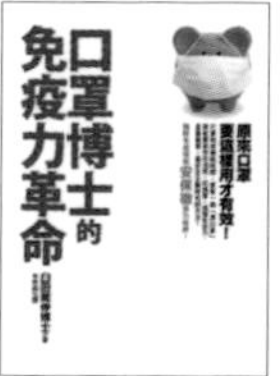

原來口罩要這樣用才有效！

口罩博士的免疫力革命

臼田篤伸博士◎著

「濕口罩健康法」是臼田博士累積了二十五年的理論和實踐所獨創的，不但能提升免疫力，還能刺激活化自律神經，在日本已有很多人因此改善了氣喘、頭痛、花粉症、異位性皮膚炎、青春痘等多種難纏的問題，甚至對美容也有效，實在是太神奇了！

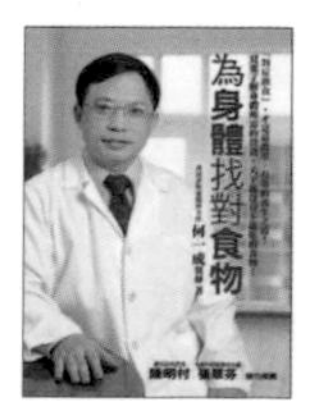

「對症飲食」，
才是最簡單、有效的養生之道！

為身體找對食物

何一成醫師◎著

別的醫生總是說這不可以吃、那不可以吃，何醫師卻認為沒有對身體特別好的食物，也沒有對身體特別不好的食物，每種食物其實都可以吃。只要懂得掌握自己身體的狀態，適時、適量地攝取所需的營養，就能輕鬆享受真正「不生病」的生活！

原本已進入安寧療程的乳腺癌患者，因為蔬果汁讓轉移的癌細胞全部消失！
罹患晚期胃癌的男性病人在飲用蔬果汁一個月後，癌細胞從4cm縮小到1cm！

以上案例並不是偶然的奇蹟，而是飲用蔬果汁必然的結果！為什麼蔬果汁具有這麼神奇的力量？那是因為抗癌防病最重要的關鍵就是「免疫力」，而所有食療方法中可以最快速提升免疫力的，就是蔬果汁！蔬果汁讓養分容易吸收且不易流失，而其中含有大量的抗氧化物質，更可以使體內的代謝順暢，增強細胞的防禦力及抵抗力。

日本癌症權威濟陽高穗醫師獨家研發以蔬果汁為主的「濟陽式養生法」，已得到全日本的肯定，無以數計的癌症患者因此獲得新生。在本書中，他以十大防癌蔬果為主體，調配出營養滿點又順口好喝的蔬果汁，讓即使不喜歡蔬果汁的人也愛喝。同時，對於人體所需的營養素及其運作影響，更有專業的解說，讓你在平時就能好好照顧自己的身體。

除了抗癌防癌，蔬果汁更是最便宜的日常保健飲料，濟陽醫師本身就是最好的證明！天天一杯蔬果汁，不僅讓忙於看診、演講、寫稿的他幾乎沒生過病，年過五十還能開刀，如今六十多歲依然沒有老花。你還等什麼？從今天起，就為自己做一杯超簡單的蔬果汁！

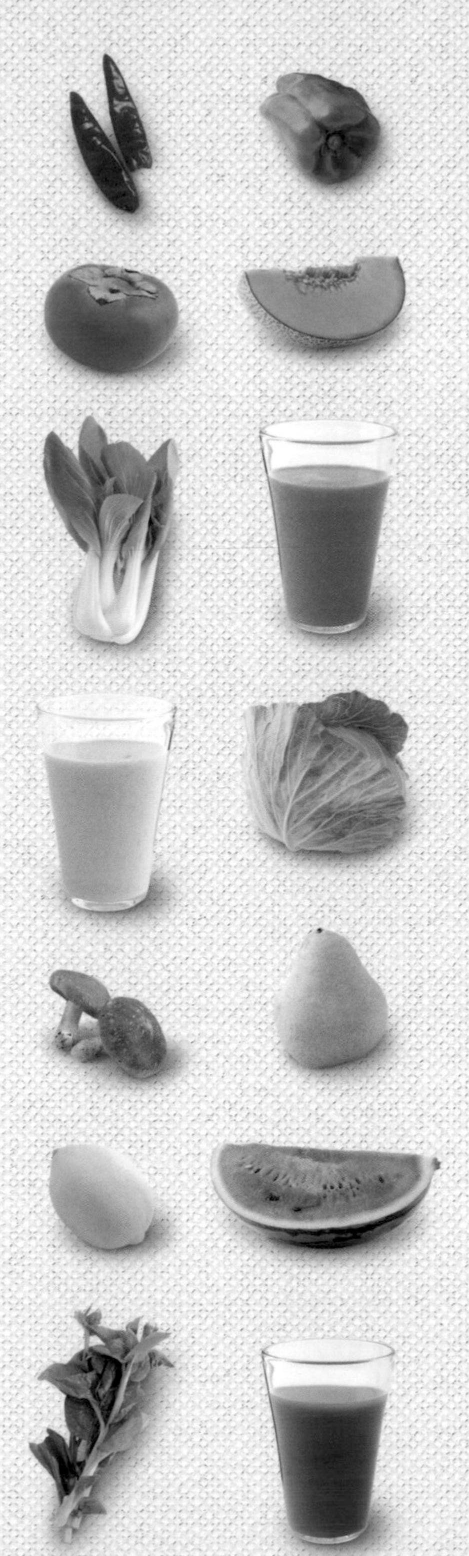

ISBN 978-957-803-789-2
00320
9 789578 037892